AISHWARYA HUDED
PRAHLAD SARAF

SELANTES PARA TERAPIA ENDODÔNTICA

AISHWARYA HUDED
PRAHLAD SARAF

SELANTES PARA TERAPIA ENDODÔNTICA

Um guia para selar bem

ScienciaScripts

INTRODUÇÃO

A realização de um tratamento ideal do canal radicular é atribuída a vários factores essenciais, como a instrumentação adequada, a preparação biomecânica, a obturação e, em última análise, dependendo do caso, a restauração pós-endodôntica. O objetivo pertinente deste tratamento é eliminar a entidade microbiana e qualquer predileção futura de reinfeção. Para o conseguir, é necessário um selamento adequado para eliminar qualquer possibilidade de proliferação de bactérias e de ocorrência futura de qualquer patologia. O selante, juntamente com o material obturador sólido, actua em sinergia para criar uma vedação hermética.

De acordo com Grossman, um cimento endodôntico ideal deve proporcionar o seguinte: um excelente selamento quando assente, estabilidade dimensional, um tempo de presa lento para assegurar um tempo de trabalho suficiente, insolubilidade aos fluidos tecidulares, adesão adequada às paredes do canal e biocompatibilidade. De acordo com Ørstavik, os cimentos endodônticos desempenham um papel importante no selamento do sistema de canais radiculares, com o sepultamento dos microrganismos remanescentes e o preenchimento de áreas inacessíveis dos canais preparados.

 Os cimentos endodônticos dividem-se em diferentes grupos, de acordo com os seus componentes principais, como o óxido de zinco eugenol, a resina, o hidróxido de cálcio, o ionómero de vidro, o silicone e os cimentos à base de biocerâmica. A qualidade do selamento obtido com a guta-percha e os selantes convencionais de óxido de zinco e eugenol está longe de ser perfeita. Mais recentemente, em vez de se pretender um selamento hermético do canal radicular, está a ser adoptada uma abordagem mais biológica, em que os cimentos pretendem interagir com a dentina radicular, resultando em bioatividade. Embora tenham sido registados resultados clínicos previsíveis com

AISHWARYA HUDED
PRAHLAD SARAF

SELANTES PARA TERAPIA ENDODÔNTICA

Um guia para selar bem

Imprint
Any brand names and product names mentioned in this book are subject to trademark, brand or patent protection and are trademarks or registered trademarks of their respective holders. The use of brand names, product names, common names, trade names, product descriptions etc. even without a particular marking in this work is in no way to be construed to mean that such names may be regarded as unrestricted in respect of trademark and brand protection legislation and could thus be used by anyone.

Cover image: www.ingimage.com

This book is a translation from the original published under ISBN 978-620-8-17065-3.

Publisher:
Sciencia Scripts
is a trademark of
Dodo Books Indian Ocean Ltd. and OmniScriptum S.R.L publishing group

120 High Road, East Finchley, London, N2 9ED, United Kingdom
Str. Armeneasca 28/1, office 1, Chisinau MD-2012, Republic of Moldova, Europe
Printed at: see last page
ISBN: 978-620-8-25423-0

Conteúdo

INTRODUÇÃO

A realização de um tratamento ideal do canal radicular é atribuída a vários factores essenciais, como a instrumentação adequada, a preparação biomecânica, a obturação e, em última análise, dependendo do caso, a restauração pós-endodôntica. O objetivo pertinente deste tratamento é eliminar a entidade microbiana e qualquer predileção futura de reinfeção. Para o conseguir, é necessário um selamento adequado para eliminar qualquer possibilidade de proliferação de bactérias e de ocorrência futura de qualquer patologia. O selante, juntamente com o material obturador sólido, actua em sinergia para criar uma vedação hermética.

De acordo com Grossman, um cimento endodôntico ideal deve proporcionar o seguinte: um excelente selamento quando assente, estabilidade dimensional, um tempo de presa lento para assegurar um tempo de trabalho suficiente, insolubilidade aos fluidos tecidulares, adesão adequada às paredes do canal e biocompatibilidade. De acordo com Ørstavik, os cimentos endodônticos desempenham um papel importante no selamento do sistema de canais radiculares, com o sepultamento dos microrganismos remanescentes e o preenchimento de áreas inacessíveis dos canais preparados.

Os cimentos endodônticos dividem-se em diferentes grupos, de acordo com os seus componentes principais, como o óxido de zinco eugenol, a resina, o hidróxido de cálcio, o ionómero de vidro, o silicone e os cimentos à base de biocerâmica. A qualidade do selamento obtido com a guta-percha e os selantes convencionais de óxido de zinco e eugenol está longe de ser perfeita. Mais recentemente, em vez de se pretender um selamento hermético do canal radicular, está a ser adoptada uma abordagem mais biológica, em que os cimentos pretendem interagir com a dentina radicular, resultando em bioatividade. Embora tenham sido registados resultados clínicos previsíveis com a utilização de cimentos endodônticos não aderentes, houve uma procura contínua de cimentos alternativos. Isto levou à criação de selantes endodônticos aderentes, como os selantes endodônticos do tipo autoadesivo. Este foi promovido com a propriedade altamente desejável de criar monoblocos dentro do espaço do canal radicular.

 A evolução dos cimentos vai do convencional ZOE aos contemporâneos, como os cimentos à base de resina epóxida e de metacrilato (MRBS), e aos mais recentes cimentos MTA e biocerâmicos, que têm a predileção de mudar a perceção da forma como os cimentos têm sido utilizados num futuro próximo. Os cimentos endodônticos à base de biocerâmica têm vindo a ganhar destaque. Isto deve-se principalmente aos seus benefícios adicionais, como a biocompatibilidade favorável, a atividade antimicrobiana e a boa capacidade de selamento. Atualmente, os materiais à base de biocerâmica, que normalmente contêm silicato de cálcio e/ou fosfato de cálcio, têm atraído uma atenção considerável devido às suas propriedades físicas e biológicas, como o seu pH alcalino, a estabilidade química no ambiente biológico e a ausência de retração.

As caraterísticas e propriedades físico-químicas dos cimentos endodônticos são fundamentais para permitir um selamento eficaz. Este selamento apical, juntamente com uma restauração coronal adequada, evitará a fuga de bactérias. Isto, por sua vez, tem um impacto na qualidade da obturação radicular final. As caraterísticas químicas dos constituintes dos cimentos endodônticos podem definir importantes propriedades físico-químicas, mecânicas e, sobretudo, biológicas.

Os cimentos endodônticos com atividade antimicrobiana podem ajudar a melhorar a taxa de sucesso do tratamento endodôntico, actuando contra os microrganismos e reduzindo o seu número. Isto é especialmente vantajoso em situações clínicas em que existe uma infeção persistente ou recorrente. Além disso, a alteração do pH dos cimentos pode desempenhar um papel na cicatrização, uma vez que o pH está associado a efeitos antimicrobianos e à deposição de tecido mineralizado.

A biocompatibilidade dos selantes endodônticos é de importância fundamental. Em condições clínicas, estes materiais interagem com o tecido periodontal. Isto evitará a citotoxicidade nos tecidos periapicais. Além do limite apical da obturação, evidências histológicas demonstraram que o tipo de cimento endodôntico também tem um papel importante no resultado do tratamento endodôntico. Os cimentos endodônticos podem ser extrudidos para o tecido perirradicular durante a compactação do material do núcleo obturador. Assim, a extrusão do cimento pode estimular uma resposta inflamatória e ativar os neurónios sensoriais, causando talvez dor persistente após a terapia endodôntica. Assim, a seleção de cimentos endodônticos com menos efeitos neurotóxicos desempenha um papel significativo no resultado do tratamento endodôntico.

A colocação de um cimento no sistema de canais radiculares deve ser efectuada de uma forma previsível e que cubra completamente as paredes da dentina. Os meios aceites para a colocação do cimento incluem a utilização de limas endodônticas ou alargadores, espirais de lentulo, cones de guta-percha, limas ultra-sónicas e movimento anti-horário de sistemas rotativos. Entre estes métodos de colocação, a colocação ultra-sónica do cimento favoreceu uma maior penetração do cimento dentário.

Embora o clínico tenha à sua disposição uma série de cimentos endodônticos, nenhum deles preenche todos os critérios necessários para um cimento endodôntico ideal. Assim, é necessário avaliar o resultado de estudos laboratoriais e clínicos sobre as propriedades biológicas e físicas dos cimentos, bem como de estudos comparativos entre diferentes variedades de cimentos.

HISTÓRIA

1914	Callahan introduziu o amolecimento e a dissolução da guta-percha para servir de agente de cimentação, através da utilização de colofónias.
1926	A pasta de Wach, uma variante do óxido de zinco eugnol, foi originalmente formulada.
1931	Foi introduzido o selador Kerr.
1936	Os selantes à base de óxido de zinco e eugenol foram introduzidos na endodontia por Grossman.
1939	Kloropercha foi introduzido.
1951	Diaket, um cimento à base de resina epóxi, foi introduzido.
1954	Schröeder propôs que o primeiro selante à base de resina continha resina epóxi e bisfenol.
1958	Grossmann modificou a formulação dos selantes com óxido de zinco e eugenol para uma fórmula que não mancha.
1961	Kerr apresentou Tubliseal.
1969	A pasta de Riebler, um selante contendo paraformaldeído, foi preparada recentemente por Spangberg.
1970	A primeira geração de selantes hidrofílicos à base de resina de metacrilato foi concebida para a obturação de canais radiculares em massa.
1980	Um selante experimental, chamado Polifil, foi desenvolvido na Faculdade de Odontologia de Araraquara, Brasil. Este selante é à base de uma resina vegetal de poliuretano, o extrato de Ricinus communis.
1983	O American National Standards Institute/American Dental Association (ANSI/ADA) divulgou uma série de normas e testes para avaliar as propriedades físico-químicas dos cimentos endodônticos, com o objetivo de padronizar os testes e promover maior qualidade científica nas pesquisas.
1984	O silicone foi introduzido pela primeira vez como selante de canais radiculares.
1991	O Ketac-Endo, um selante à base de ionómero de vidro, foi introduzido por Wilson e Kent.
1993	O MTA foi introduzido por Torabinejad como material de preenchimento da extremidade da raiz e como material de reparação de perfurações radiculares.
2000	Esta especificação foi revista e inclui os seguintes ensaios: espessura da película, tempo de presa, fluxo, radiopacidade, solubilidade e alteração dimensional após a presa.
2004	A Coltene/Whaledent introduziu o material de obturação autopolimerizável frio e fluido-GuttaFlow.
2007	Foi descoberto o primeiro selante endodôntico baseado em nanotecnologia - Nanoseal Plus.
2009	Foi introduzido o selante iRoot SP/EndoSequence BC.

2010	O selante MTA Fillapex, à base de MTA, foi desenvolvido pela Angelus e lançado comercialmente.

DEFINIÇÃO

De acordo com Grossman:

Os selantes do canal radicular são utilizados em conjunto com materiais obturadores semi-sólidos ou sólidos biologicamente aceitáveis para estabelecer uma selagem adequada do sistema de canais radiculares.

De acordo com Ingle:

Os selantes de canais radiculares são cimentos auto-endurecedores utilizados em conjunto com materiais sólidos ou semi-sólidos que servem como núcleo da obturação.

De acordo com Vimal Sikri:

Trata-se de agentes ligantes utilizados para preencher o espaço entre o canal radicular e o material obturador. Também preenche as irregularidades, discrepâncias, canais laterais e canais acessórios.

REQUISITOS IDEAIS DOS CIMENTOS ENDODÔNTICOS

De acordo com Grossman, os requisitos ideais do cimento endodôntico são

- Deve ser foleiro.

- Deve proporcionar uma vedação hermética.

- Deve ser radiopaca.

- Deve ser fácil de manipular.

- Não deve encolher durante a secagem.

- Não deve manchar a estrutura dentária.

- Deve ser bacteriostático.

- Deve assentar lentamente.

- Deve ser insolúvel nos fluidos dos tecidos.

- Deve ser biocompatível.

- Deve ser solúvel num solvente comum.

Para além dos requisitos originais de Grossman, um vedante:

- Não deve provocar uma resposta imunitária nos tecidos perirradiculares.

- Não deve ser mutagénico nem carcinogénico.

A.   <u>Deve ser foleiro:</u>

Um cimento endodôntico ideal também deve aderir à dentina e ao material de obturação do núcleo. Por isso, o cimento deve ser pegajoso quando misturado para proporcionar uma boa adesão entre ele e a parede do canal quando estiver pronto. Podem esperar-se diferenças nas propriedades adesivas dos cimentos endodônticos, porque a sua interação com a dentina ou a guta-percha pode variar com a sua composição química. Verificou-se que a adesão aumentava com o tempo, reflectindo alterações dimensionais. Tagger et al. argumentaram que o termo adesão deveria ser substituído por ligação no caso dos cimentos endodônticos, uma vez que a ligação entre as substâncias envolve forças mecânicas de interação e não atração molecular.

B.   <u>Deve proporcionar uma vedação hermética</u>:

A "vedação hermética" é frequentemente citada como um dos principais objectivos do tratamento do canal radicular. "Hermético" é definido como "hermético por fusão ou selagem". O termo hermético é inapropriado; em vez disso, termos como selagem estanque a fluidos, impermeável a fluidos ou estanque a bactérias são mais actuais. Os selantes endodônticos ajudam a preencher as discrepâncias entre o material de obturação e as paredes dentinárias e actuam como um agente de ligação. Um selamento hermético evita a passagem de bactérias para a interface, prevenindo a reinfeção a partir do ápice. Quando o canal é hermeticamente selado pelo material, a selagem não pode ser influenciada pela técnica de colocação do selante, porque o próprio material sela adequadamente a interface.

C.   <u>Deve ser radiopaca:</u>

Os cimentos endodônticos devem ser suficientemente radiopacos para serem distinguidos das estruturas anatómicas adjacentes. Isso também permite que a qualidade da obturação radicular seja avaliada por meio de exame radiográfico. A utilização de um cimento com maior radiopacidade pode dar a impressão de uma obturação compacta, apesar da presença de imperfeições grosseiras. Um material menos radiopaco pode ser considerado ausente em áreas onde está efetivamente presente em pequenas quantidades. De acordo com a norma ISO 6876/2001, a radiopacidade mínima para um cimento endodôntico baseia-se num padrão de referência de 3,00 mm de alumínio. Esta propriedade pode revelar a presença de canais auxiliares, áreas de reabsorção, fracturas radiculares e a forma do forame apical.

D.   Deve ser fácil de manipular:

As partículas de pó devem ser muito finas para que possam ser facilmente misturadas com o líquido.

E.   Não deve encolher durante a secagem:

Todos os vedantes encolhem ligeiramente após o endurecimento e a guta-percha também encolhe quando regressa de um estado aquecido ou plastificado. A ANSI/ADA estabelece que o limite máximo é de 1% para a contração linear e 0,1% para a expansão. A alteração dimensional de todos os vedantes foi superior aos valores considerados aceitáveis pela ANSI/ADA. Nos selantes de resina, a retração por polimerização é maior. Isto cria uma lacuna na interface selante-dentina que pode permitir a penetração e multiplicação de microrganismos. Nos selantes de cura dupla, a polimerização lenta aumentaria a possibilidade de alívio da tensão de contração através do fluxo de resina.

F.   Não deve manchar a estrutura dentária:

Por razões de aparência estética, um cimento endodôntico não deve manchar o dente. Os efeitos cromogénicos dos cimentos radiculares aumentam quando o excesso de cimento não é removido da dentina coronal da câmara pulpar. A descoloração é devida aos compostos do cimento que se espalham pelos túbulos dentinários durante ou após a sua presa. Certos componentes como o eugenol, o fenol e os aditivos de prata podem ser as causas da descoloração coronal. AH-

26, Endofill, Endomethasone, Kerr sealer, 3Mix e Ledermix causam mais descoloração. É essencial colocar os selantes na porção radicular e apicalmente à margem gengival do dente. A limpeza da câmara pulpar após a obturação com algodão embebido em álcool absoluto também é essencial.

G.   <u>**Deve ser bacteriostático:**</u>

O Enterococcus é o microrganismo alvo devido à sua elevada prevalência em infecções endodônticas persistentes e é resistente a vários irrigantes e medicamentos intracanais utilizados. Ørstavik recomendou a utilização de um cimento endodôntico com propriedades antibacterianas para diminuir ou evitar o crescimento futuro dos restantes microrganismos. Os cimentos endodônticos com atividade antimicrobiana podem ajudar a melhorar a taxa de sucesso do tratamento endodôntico e são especialmente vantajosos em situações clínicas em que existe infeção persistente ou recorrente. Vários compostos podem ter sido responsáveis pelos efeitos antimicrobianos dos cimentos utilizados: eugenol e óxido de zinco, prata, hexametilenotetramina, óxido de cálcio, hidróxido de cálcio e componentes da resina epóxida. Por exemplo, os selantes Epiphany e AH Plus têm uma grande atividade antimicrobiana. Em dentes com lesões periapicais, o biofilme pode estar presente nas paredes da dentina e na superfície apical externa da raiz, tornando a sua eliminação extremamente difícil durante o tratamento do canal radicular. Nestes casos, os selantes com atividade antibiofilme, como o Sealapex e o MTA Fillapex, serão eficazes.

H.   <u>**Deve assentar lentamente:**</u>

O tempo de presa de um cimento obturador endodôntico deve permitir um tempo de trabalho adequado para uma melhor obturação. Se o tempo de presa for demasiado rápido, o ajuste e a condensação da obturação serão difíceis. O endurecimento lento interfere com os procedimentos de restauração pós-endodôntica e com os tecidos

A irritação pode ser mais pronunciada, uma vez que a maioria dos cimentos endodônticos é tóxica antes e não depois da presa. A especificação 2 da ANSI/ADA exige que o tempo de presa de um cimento deve estar dentro de 10% do indicado pelos fabricantes. O tempo de presa desempenha um papel importante nos efeitos biológicos dos cimentos endodônticos. Por exemplo, o tempo de presa tem influência na citotoxicidade do cimento à base de resina epoxídica e na genotoxicidade de todos os outros cimentos.

I. Deve ser insolúvel nos fluidos dos tecidos:

A baixa solubilidade de um cimento endodôntico foi introduzida como um requisito na Norma Internacional 6876 para materiais de cimentação de canais radiculares. De acordo com esta norma e com as especificações ANSI/ADA n.º 57 e n.º 30, a solubilidade de um cimento não deve exceder 3% da fração mássica após imersão em água durante 24 horas. Os cimentos endodônticos devem ter baixa solubilidade quando em contacto com os fluidos dos tecidos para evitar a libertação de compostos químicos na região periapical que podem desencadear uma reação inflamatória. Além disso, a possibilidade de formação de lacunas entre a dentina do canal radicular e o material de obturação aumenta a fuga de bactérias na interface, proporcionando também vias de fuga da cavidade oral e dos tecidos periapicais. A elevada solubilidade de um cimento endodôntico pode resultar na perda de estrutura para o ambiente oral e criar falta de integridade no cimento.

J. Deve ser biocompatível:

Um requisito essencial de qualquer cimento endodôntico como material de obturação radicular constitui um verdadeiro implante que entra em contacto direto com o tecido vital nos forames apical e lateral da raiz ou indiretamente através da restauração da superfície. Diz-se que um material é biocompatível quando o material que entra em contacto com o tecido não desencadeia uma reação adversa, como toxicidade, irritação, inflamação, alergia ou carcinogenicidade. Um selante biocompatível não deve impedir ou dificultar a reparação dos tecidos, mas sim ajudar ou estimular a regeneração dos tecidos lesionados. Alguns cimentos são tóxicos quando misturados; outros continuam a libertar elementos nocivos (dissolução do cimento). A biocompatibilidade do cimento endodôntico é importante devido ao contacto a longo prazo dos seus produtos e/ou produtos de degradação com os tecidos periapicais. Por exemplo, o cimento Bioroot BC tem boa biocompatibilidade com as células do ligamento periodontal.

K.   __Deve ser solúvel num solvente comum:__

O cimento endodôntico deve ser solúvel num solvente comum se for necessário remover a obturação do canal radicular. O clorofórmio é o solvente mais eficiente para a maioria dos materiais de obturação radicular, em comparação com o eucaliptol, o halotano e o xilol. No entanto, foi relatado que o clorofórmio é potencialmente prejudicial quando extrudido para o tecido periapical. Pode ser tóxico para os tecidos e demonstrou ser potencialmente carcinogénico. Os óleos essenciais são utilizados devido à sua segurança, biocompatibilidade e não carcinogenicidade comprovadas em comparação com os solventes orgânicos. Por exemplo, Realseal e AH-26.

L.   __Não deve provocar uma resposta imunitária nos tecidos perirradiculares:__

Durante a obturação do espaço endodôntico, o cimento endodôntico pode entrar em contacto com os tecidos periapicais. Por isso, não deve induzir respostas inflamatórias ou imunitárias duradouras e apenas os materiais que provaram ter uma compatibilidade tecidular aceitável devem ser considerados para utilização. Testar a citotoxicidade de um selante recém-misturado é clinicamente relevante, porque os selantes estão no estado não fixado quando são introduzidos nos canais e podem entrar em contacto com o tecido periapical. Por exemplo, GuttaFlow.

M.   <u>Não deve ser mutagénico nem cariogénico:</u>

A presença de componentes reactivos ao ADN resulta em mutagenicidade e cariogenicidade, afectando a biocompatibilidade sistémica dos selantes. O formaldeído é considerado uma substância genotóxica e mutagénica e pode ser cancerígeno. As propriedades mutagénicas do formaldeído estão associadas à sua capacidade de formar dímeros de adeninas através de pontes de metileno. A endometasona N contém eugenol, timol e hidrocortisona que causam citotoxicidade.

FACTORES A TER EM CONTA NA SELECÇÃO DE VEDANTES

Estes são determinados pela necessidade de cada caso

- Quantidade de lubrificação necessária

- Tempo de trabalho previsto

- Temperatura dos materiais do núcleo

- Potencial irritante do selante, se este se infiltrar nos tecidos periapicais

- Escolha de irrigantes e medicamentos intracanais

- Acções antimicrobianas

- Biocompatibilidade

FUNÇÕES DOS SELANTES DE CANAIS RADICULARES

a.   Propriedade antibacteriana do selante do canal radicular

Os diferentes tipos de microrganismos, bem como os produtos microbianos, são o principal fator causal das doenças pulpares e peri-radiculares. Os microrganismos estão presentes de forma persistente no canal devido a uma irrigação deficiente. Para diminuir ou remover as bactérias infectantes é necessário um desbridamento adequado do canal radicular, irrigantes antimicrobianos e materiais de obturação antibacterianos. O principal objetivo do tratamento endodôntico é a remoção das bactérias dos espaços do canal. Este é o passo vital para o sucesso do tratamento endodôntico. Porque o canal radicular é composto por uma mistura de microrganismos aeróbios e anaeróbios. A utilização de selantes com atividade antimicrobiana será eficaz em caso de infecções persistentes. O efeito antimicrobiano dos selantes pode ser avaliado pelo método de difusão em ágar. Estão disponíveis comercialmente tipos especiais de selantes, como o selante que contém hidróxido de cálcio, o selante ZOE, o selante de resina, o selante de silicato de cálcio e o selante biocerâmico. De acordo com Haapasalo e Orstavik et al, a eficácia antimicrobiana contra micróbios foi máxima com o AH plus sealer, que contém resina epoxídica, o Tubli-Seal, que é um selante à base de ZOE, e menor com o Roeko seal, que é um selante à base de silicone. Além disso, o efeito antifúngico do cimento do canal radicular contra a C. albicans é máximo no caso do cimento AH plus, seguido do cimento MTA Fillapex. Mas o estudo mostrou que nenhum dos cimentos foi eficaz durante mais de 7 dias contra a C. albicans. Entre o AH plus e o Sealapex, o Sealapex tem melhor atividade antimicrobiana. Isto deve-se à menor libertação de paraformaldeído pelo vedante AH plus. O N2 apresenta uma melhor ação antimicrobiana devido ao óxido de zinco e ao paraformaldeído. O MTA Fillapex apresenta uma boa propriedade bactericida no mesmo dia. Mas após 7 dias a sua atividade antibacteriana diminui.

b.   Propriedade lubrificante do selante endodôntico

São introduzidos muitos lubrificantes para o tratamento endodôntico, como selantes e irrigantes químicos. Estes actuam como lubrificantes. Entre estes, os dois tipos mais utilizados são o RC Prep (à base de água) e o Glyde (à base de glicol). Existem muitos selantes de canais radiculares disponíveis na medicina dentária e estes selantes apresentam propriedades lubrificantes. Os selantes actuam como lubrificantes, o que ajuda a guta-percha a alcançar todo o comprimento do canal radicular. Como a guta percha é um núcleo sólido e não flui ao longo da parede do canal como nos canais laterais. Por isso, é necessário um selante com propriedades lubrificantes para facilitar a penetração da guta percha com o selante em todo o canal para obter um selamento impermeável tridimensional. Entre os diferentes selantes, como o selante que contém ZOE, o selante que contém hidróxido de cálcio, o selante que contém resina, o selante que contém GIC, o selante que contém biocerâmica, o selante que contém MTA, o óxido de zinco eugenol tem uma excelente propriedade de lubrificação.

c.   Capacidade de selagem de selantes endodônticos na dentina radicular

O material de obturação mais frequentemente utilizado é a guta-percha. A guta-percha por si só não se liga às paredes do canal. Por isso, é necessário um selante para preencher a interface entre elas. Todas as técnicas de obturação actuais são utilizadas para melhorar o selamento da obturação endodôntica. Para o sucesso do tratamento do canal radicular é necessário um selamento tridimensional para minimizar a microinfiltração. O selamento apical perfeito é obtido através da utilização de selantes que são estáveis e não irritantes por natureza. A capacidade de selamento superior do MTA como material de obturação endodôntica foi apresentada por Zafar M et al. O selamento rígido fluido é o principal fator associado ao sucesso do tratamento endodôntico. Ingle et al. (2008) afirmaram que 58% dos insucessos do tratamento endodôntico se devem a uma obturação inadequada. Assim, diferentes tipos de cimento para canal radicular estão disponíveis comercialmente. Atualmente, nenhum cimento tem a capacidade de selar totalmente o canal radicular durante um longo período de tempo. Jain P et al. demonstraram que a retração após a presa era de 0,3% a 1% com cimentos contendo óxido de zinco e eugenol. A capacidade de selagem melhorada foi demonstrada pelo AH mais cimento. De acordo com o estudo, entre todos os cimentos, "Huang Y et al.1 2018" referem que o Endosequence, que é um cimento à base de biocerâmica, e o cimento AH Plus têm uma capacidade de selagem excecional da parede do canal radicular, especialmente no terço médio e coronal da raiz. O cimento Ah Plus também apresenta menor solubilidade em comparação com o hidróxido de cálcio, o cimento ZOE e o cimento MTA Filapex.

d.   Biocompatibilidade do selante endodôntico

O objetivo importante do tratamento endodôntico é promover a reparação dos tecidos periapicais através da formação de um tecido semelhante ao cemento. A biocompatibilidade do cimento do canal radicular é importante, uma vez que é colocado diretamente em contacto com tecidos vivos. A reação do tecido dentário ajuda no resultado final de um tratamento endodôntico bem sucedido. Entre os vários tipos de cimento disponíveis no mercado, o cimento com óxido de zinco e eugenol provoca um tipo moderado de reação citotóxica. De acordo com Scarparo et al. o cimento à base de resina mostrou uma reação citotóxica pronunciada, em cultura de células, mas a reação citotóxica diminui à medida que o material endurece. De acordo com Silveira CM et al. o cimento para canal radicular contendo hidróxido de cálcio é menos citotóxico do que o cimento à base de resina e o cimento à base de ZOE. Os cimentos podem influenciar a resposta do hospedeiro ao interagir ativamente com o ambiente tecidular local. Os cimentos à base de hidróxido de cálcio e MTA podem ser considerados como cimentos bioactivos com bioatividade.

e.   Resistência de ligação do selante do canal radicular

A força de ligação entre as paredes do canal é exibida através da retenção micromecânica. Ajuda a evitar a deslocação do material de obturação. Em última análise, ajuda na manutenção da interface entre o material de obturação e os selantes. O teste de expulsão é o processo para avaliar a força de ligação entre o material de obturação e os selantes. Existem diferentes tipos de cimento endodôntico que demonstram uma melhor resistência de união, como o cimento com resina, o cimento com óxido de zinco e o cimento com hidróxido de cálcio. De acordo com Lee et al., o cimento à base de resina apresenta uma elevada resistência de união do que o cimento MTA Fillapex. De acordo com Madhuri GV et al., o selante MTA Fillapex à base de silicato de cálcio apresenta uma menor resistência de união do que o selante Endosequence à base de biocerâmica, o selante à base de resina epóxi (MM-Seal) e o selante à base de resina de polimerização dupla (Hybrid Root Seal). Porque liberta cálcio e iões hidroxilo que formam uma estrutura semelhante a uma etiqueta que interfere na ligação entre o selante e o material de preenchimento. Rosa RA et al afirmou que quando comparou o hidróxido de cálcio e o selante à base de MTA. O autor verificou que a força de ligação do selante contendo hidróxido de cálcio é melhor do que o selante à base de MTA.

f.   Radio-Opacidade do selante do canal radicular

O cimento endodôntico tem uma quantidade suficiente de radiopacidade para que se possa distinguir claramente entre o material e a estrutura anatómica adjacente. A radiopacidade também calcula o valor do material de obturação endodôntica. A "International Organization for Standardization" (ISO) declarou que a radiopacidade do cimento endodôntico deve ser de 3 micrómetros de alumínio. Gambarini et al afirmaram que os cimentos mais radiopacos podem causar imperfeições no material endodôntico. De acordo com Melahat Gorduysus et al, a radiopacidade do cimento contendo óxido de zinco eugenol e do cimento AH plus é melhor do que a do cimento Diaket, Endion, MTA,

Endofil, Roeko Seal e AH26. Os selantes, quando utilizados com guta percha, afectam a radio-opacidade final do material de obturação. M. Tanomaru et.al afirmaram que o selante contendo hidróxido de cálcio apresenta melhor radiopacidade do que o selante à base de GIC.

CLASSIFICAÇÃO DOS CIMENTOS ENDODÔNTICOS

DE ACORDO COM A CONFUSÃO (COM BASE NA COMPOSIÇÃO)

À BASE DE EUGENOL

a. Com prata

i. Kerrsealer (Ricket 1931)

ii. Cimento de Ag radiopaco Procosol

b. Cimento sem prata

i. Cimento não corante Procosol

ii. Selante Grossman

iii. Tubliseal

iv. Pasta de Wach

NONEUGENOL

a. Diaket

b. AH - 26

c. Chloropercha + Eucapercha

d. Nogenol

e. Hydron

f. Endofil

g. Ionómero de vidro

h.   Poli carboxilato

i.   CaPO Cimentos$_4$

j.   Cynoacrylate

MEDICADO

a.   Diaket

b.   N2

c.   Endometasona

d.   SPAD

e.   Pasta de iodofórmio

f.   Pasta de Riebler

g.   Cimento Mynal e endofloss

DE ACORDO COM GROSSMAN

a.   Cimentos de óxido de zinco

b.   Cimentos de resina

c.   Cimentos de hidróxido de cálcio

d.   Cimentos de paraformaldeído

e.   Colar

DE ACORDO COM O CLARKE

a.   Absorvível - Kerr, Grossman, Roth's

b.   Não absorvível - Diaket, Ketac endo, AH -26, AH Plus

DE ACORDO COM O INGLE

a.   Cimentos

b.   Pastas

c.   Plásticos

DE ACORDO COM HARTY

a.   Óxido de zinco à base de eugenol

i. Tubliseal

ii. pasta de wach

 iii. Grossman

b.   Cimentos de resina

i. AH - 26

ii. Diaket

 iii. hidrões

c.   À base de guta-percha

i. Chloropercha

ii.Eucapercha

d.   Materiais adesivos para dentina

i.GIC

ii.cianoacrilato

iii.CaO2

iv.PO2

v. Material compósito

vi.Policarboxialte

e.   Medicado

i. Paraformaldeído - hidróxido de cálcio

ii.Calcibiofic

iii.Sealapex

iv. Bicalex

DE ACORDO COM O STOCK

a.   Selantes de óxido de zinco eugenol

b.   Selantes à base de hidróxido de cálcio

c.   Combinação

d.   Selantes de ionómero de vidro

e.   Selantes à base de resina

f.   À base de silício

DE ACORDO COM COHEN

Tipo I: Cimentos de selagem a utilizar com material de núcleo

Classe 1 - Pó e líquido não polimerizante

Classe 2 - Pasta e não polimerizante

Classe 3 - sistema de resina polimérica

Tipo II: Materiais a utilizar com ou sem materiais de núcleo / cimentos vedantes

Classe 1 - Pó e líquido não polimerizante

Classe 2 - Pasta e não polimerizante

Classe 3 - polímeros

Classe 4 - Amálgamas metálicas

DE ACORDO COM NICHOLUS

a.   AH -26

b.   Diaket

c.   Endometasona

d.   Cimentos de Grossman

e.   Kerr

f.   Tubliseal

g.   Klorpercha

h.   N2

QUADRO NO. 1

TIPOS DE VEDANTES	DISPONÍVEL COMO
SELANTES DE ÓXIDO DE ZINCO E EUGENOL	• Selante de Grossmann • Selante Kerr • Tubliseal • Pasta de Wach • Endometasona • Enchimento final • Nogenol
SELANTES DE HIDRÓXIDO DE CÁLCIO	• Calcibiótico Selante endodôntico • Sealapex • Apexit • Apexit Plus • Vitapex • Acroseal • Diapasto • Diapex
SELANTES À BASE DE RESINA	• Selantes de resina epóxi • AH-26 • AH-Plus/Thermaseal Plus • AH Plus Jet • EZ Fill • MM-Seal • Adseal • Dia-Proseal • Selantes de resina de metacrilato • Primeira geração - Hidrões • Segunda geração-EndoREZ • Terceira geração - Auto-gravura - Epifania, Fibrefill • Quarta geração - Autoadesivo - RealSEAL SE, MetaSEAL SE
SELANTES À BASE DE IONÓMERO DE VIDRO	• Ketac-Endo • Activ GP
VEDANTES À BASE DE SILICONE	• RoekoSeal • Fluxo de guta
SELANTES À BASE DE SILICIATO DE CÁLCIO	• MTA Fillapex • iRoot SP/ Endosequence BC • Selador Endo CPM • MTA Plus • Pasta inteligente Bio • BioRoot RCS • Tech Biosealer Endo • MTA -Angelus • ProRoot Endo Sealer • Endo Seal MTA
SELANTES À BASE DE FOSFATO DE CÁLCIO	• Selante nanocerâmico • Capseal I & II

	• Pasta inteligente Bio (Smartseal)
	• Quickset 2
	• NeoMTA Plus
SELANTES DE BASE SOLVENTE	• Chloropercha
	• Clororosina
	• Kloropercha
SELANTES DE **PARAFORMALDEÍDO**	• Pasta de Reibler

A.   SELANTES COM ÓXIDO DE ZINCO E EUGENOL:

Os selantes de óxido de zinco eugenol têm um historial de utilização bem sucedida durante um longo período de tempo. Os selantes de óxido de zinco eugenol reabsorverão se forem extrudidos para os tecidos perirradiculares. Apresentam um tempo de presa lento, menor contração de polimerização na presa, solubilidade e podem manchar a estrutura dentária. Uma vantagem deste grupo de selantes é a sua atividade antimicrobiana.

O selante de óxido de zinco foi introduzido por Rickert e Dixon e mais tarde melhorado por Grossman; no entanto, em ambas as formulações, a prata precipitada foi usada para a radiopacidade. O selante produzia sulfuretos, que causavam a descoloração dos dentes. Assim, a prata foi eliminada da composição, enquanto o cloreto de zinco foi substituído por óleo de amêndoa para evitar a descoloração dos dentes e, ao mesmo tempo, aumentar o tempo de presa. Mais tarde, foi adicionado tetraborato de sódio anidro ao pó e o óleo de amêndoa foi retirado do eugenol, porque a adição do primeiro melhorou o tempo de ação do selante. A reação de endurecimento dos vedantes de óxido de zinco é uma reação de quelação que ocorre entre o eugenol e o zinco do óxido de zinco.

Recentemente, foram adicionadas nanopartículas de ZnO (ZnO-Np) e/ou quitosano à composição original dos selantes contendo ZnO. Esta modificação inibiu a formação de biofilme na interface dentinária do selante, reduziu a citotoxicidade e melhorou a capacidade de selagem

VANTAGENS

1. Os selantes de óxido de zinco apresentaram uma contração mais baixa (0,14%) quando comparados com os selantes à base de resina (7,81%). Uma vez que ocorre uma reação de quelação entre a fase de óxido de zinco da guta percha e os iões de cálcio da dentina, verifica-se uma diminuição da retração de presa associada aos selantes de óxido de zinco.

2. Tem uma propriedade antimicrobiana de longa duração. Os vedantes ZOE demonstraram propriedades antimicrobianas numa variedade de microorganismos, incluindo suspensões de Enterococcus faecalis e bactérias anaeróbias, mesmo 7 dias após a mistura.

3. As seladoras à base de ZOE são fáceis de manusear.

4. A radiopacidade dos diferentes selantes ZOE foi de 5-7,97 mm Al, pelo que pode ser considerada suficiente.

5. O rácio pó/líquido de 1:3 provoca a expansão volumétrica da guta percha, que sela ainda mais o canal.

6. As alterações dimensionais são muito reduzidas ($0,419 \pm 0,298$).

DESVANTAGENS

1. A fuga apical à volta dos ZOE sealers aumenta com o tempo de armazenamento (medido até 2 anos) em

camadas espessas mais do que em camadas finas.

2. O formaldeído, que é libertado por certos selantes ZOE, é também um alergénio conhecido que foi classificado como altamente/extremamente citotóxico. Os selantes que contêm formaldeído sugerem danos permanentes no nervo in vivo.

3. O eugenol inibiu a condutância nervosa in vitro em experiências com diferentes tecidos nervosos.

4. Os selantes ZOE têm uma solubilidade mais elevada do que outros selantes, o que os torna mais susceptíveis de causar microinfiltrações. Este facto pode dever-se ao elevado teor de zinco que leva à desintegração do selante. É detectado mais Zn2+ na fase inicial de presa (3min), quando ocorre a maior parte da citotoxicidade, do que na fase final de presa. O Zn2+ desempenha um papel na redução da viabilidade celular.

5. Os selantes ZOE apresentam a menor resistência de união, uma vez que os resíduos de eugenol que permanecem na dentina podem interferir com a polimerização da resina adesiva. Atualmente, os selantes de ZOE são substituídos por selantes à base de resina para a colocação de pilares de FRC.

6) Uma revisão sistemática e uma metanálise efectuadas por Altmann et al. referiram que os cimentos à base de eugenol reduzem a força de ligação imediata dos pinos de fibra cimentados no canal radicular com cimento resinoso, independentemente do tipo de sistema adesivo ou do cimento resinoso utilizado

7. o eugenol é um composto fenólico que apresenta propriedades de eliminação de radicais que podem atrasar a reação de polimerização. Assim, quando em contacto com materiais à base de resina, tais como agentes de cimentação à base de resina, o eugenol pode reagir com radicais livres e inibir o processo de polimerização. Assim, reduz a força de ligação e o sucesso clínico do procedimento de restauração. Os diferentes tipos de selantes à base de eugenol são

- Selante de Grossmann

- Selante Kerr

- Tubliseal

- Pasta de Wach

- Endometasona N

- Endofill e Nogenol

1. VEDANTE DE GROSSMAN

COMPOSIÇÃO

COMPONENTES	PERCENTAGEM (%)
Óxido de zinco	42
Colofónia hidrogenada	27
Subcarbonato de bismuto	15
Sulfato de bário	15
Borato de sódio	1

PROPRIEDADES FÍSICO-QUÍMICAS

PROPRIEDADES	VALORES
Tempo de regulação (min)	103.8 ± 2.68
Caudal (mm)	47.37 ± 0.91
Solubilidade (%)	4.68 ± 1.02
Alteração dimensional (%)	2.33 ± 0.28
Radiopacidade (mmAl)	6.10 ± 0.06

2. SELADOR DE KERR

A fórmula de Rickert foi comercializada como Kerr's Pulp Canal Sealer (Sybron Endo/Kerr, Orange, CA). Este selante foi popularizado pelos clínicos que utilizam as técnicas de obturação vertical quente. Uma grande desvantagem do Pulp Canal Sealer era o seu tempo de presa rápido, especialmente com o calor e em regiões com temperaturas elevadas e humidade elevada. Para ultrapassar esta desvantagem, os investigadores formularam o Pulp Canal Sealer EWT (Extended Working Time) (Sybron Endo/Kerr) que, alegadamente, tem um tempo de trabalho de 6 horas.

COMPOSIÇÃO

PÓ	LÍQUIDO
Óxido de zinco Prata Resina	Eugenol Bálsamo do Canadá

O Pulp Canal Sealer Standard e o Pulp Canal Sealer EWT diferem na sua composição: O Pulp Canal Sealer EWT não contém iodo timol.

PROPRIEDADES FÍSICAS

PROPRIEDADES	VALORES
Caudal (mm)	23.1 ± 1.21
Espessura da película (µm)	13.35 ± 2.8
Tempo de trabalho (min)	453 ± 31
Tempo de regulação (h)	26.3 ± 2.5
Solubilidade (%)	0.07 ± 0.03
Variação dimensional (%)	-0.86 ± 0.0375

3. TUBLI-SEAL

O Tubli-Seal (Sybron Endo/Kerr) é um sistema de duas pastas contidas em dois tubos separados. Desenvolvido como uma alternativa sem manchas ao Pulp Canal Sealer que contém prata, é uma pasta à base de óxido de zinco com sulfato de bário para radiopacidade e óleo mineral, amido de milho e lecitina. O tubo catalisador tem resina polipálida, eugenol e iodeto de timol. É fácil de misturar, mas tem a desvantagem de um tempo de endurecimento rápido. O Tubli-Seal EWT tem as mesmas propriedades que o Tubli-Seal de endurecimento normal, mas tem um tempo de trabalho alargado.

COMPOSIÇÃO

BASE	ACELERADOR
Óxido de zinco Óleo mineral Sulfato de bário Amido de milho Lecitina	Eugenol Resina de ácido dimérico Iodeto de timol

PROPRIEDADES FÍSICAS

PROPRIEDADES	VALORES
Tempo de regulação (min)	23.5
Caudal (mm)	17.5
Solubilidade (%)	0.39
Radiopacidade (mm Al)	0.6739

4. SELADOR DE WACH

É constituído por um pó de óxido de zinco, subnitrato de bismuto, subiodeto de bismuto, óxido de magnésio e fosfato de cálcio. O líquido contém óleo de cravinho, eucaliptol, bálsamo do Canadá e creosoto de faia. O líquido confere ao cimento de Wach um odor bastante caraterístico de um consultório dentário antigo. Tem uma consistência suave, e o bálsamo do Canadá torna o vedante pegajoso.

COMPOSIÇÃO

PÓ	LÍQUIDO
Óxido de zinco Fosfato de cálcio Subnitrato de bismuto Sub iodeto de bismuto Óxido de magnésio pesado	Bálsamo do Canadá Óleo de cravo-da-índia

5. ENDOMETASONA N

COMPOSIÇÃO

PÓ	LÍQUIDO
Óxido de zinco	Eugenol
Dexametasona	
Acetato de hidrocortisona	
Diodo Thymol	
Paraformaldeído	
Óxido de chumbo	
Sulfato de bário	
Estearato de magnésio	
Subnitrato de bismuto	

PROPRIEDADES FÍSICAS

PROPRIEDADES	VALORES
Tempo de regulação (min)	644.80 ± 5.63
Caudal (mm)	28.93 ± 5.90
Radiopacidade (mmAl)	4.34 ± 1.37
Alteração dimensional (%)	2.39 ± 0.17
Solubilidade (%)	0.16 ± 1.10

6. ENDOFILAMENTO

Endofill é uma preparação radiopaca para a obturação permanente de canais radiculares. A sua composição é bem tolerada pelos tecidos e proporciona acções anti-inflamatórias, anti-sépticas e germicidas. Antes de endurecer, a pasta penetra nas fissuras mais estreitas e mantém os seus efeitos terapêuticos durante todo o tratamento até estar completamente endurecida. A obturação final não retrai nem reabsorve.

COMPOSIÇÃO

PÓ	LÍQUIDO
Óxido de zinco Resina hidrogenada Subcarbonato de bismuto Sulfato de bário Borato de sódio.	Eugenol Óleo de amêndoa

PROPRIEDADES FÍSICAS

PROPRIEDADES	VALORES
Tempo de regulação (min)	71.40 ± 4.10
Caudal (mm)	50.86 ± 3.26
Radiopacidade (mmAl)	4.02 ± 0.04
Alteração dimensional (%)	1.92 ± 0.47
Solubilidade (%)	2.50 ± 1.30

7. NOGENOL

O Nogenol (GC America, Inc., Alsip, IL) é um cimento endodôntico sem eugenol. Foi desenvolvido para superar os efeitos irritantes do eugenol. Este produto é uma extensão dos pensos periodontais sem eugenol. Trata-se de um sistema de dois tubos, base e catalisador, com uma base de óxido de zinco, sulfato de bário, oxicloreto de bismuto e óleo vegetal. A colofónia hidrogenada, o abietato de metilo, o ácido láurico, o clorotimol e o ácido salicílico no catalisador aceleram o tempo de presa.

COMPOSIÇÃO

BASE	ACELERADOR
Óxido de zinco Sulfato de bário Óleo vegetal	Colofónia hidrogenada Ácido láurico Clorotimol Ácido salicílico

PLACA A CORES N.º. 1

SELANTES DE ÓXIDO DE ZINCO E EUGENOL

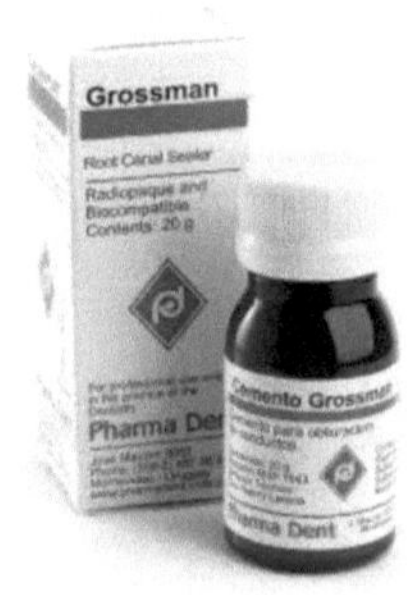

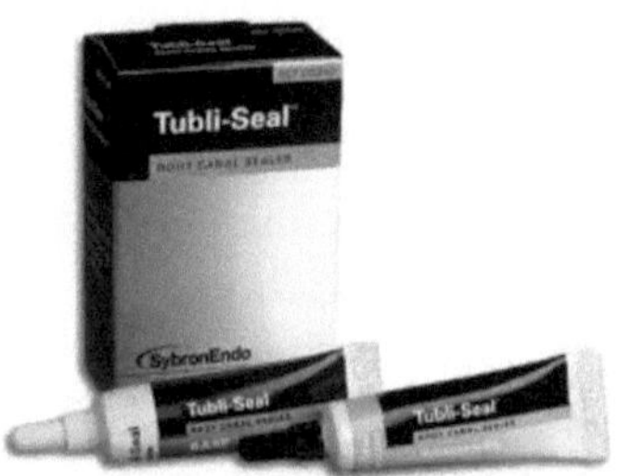

SELADOR GROSSMAN   **VEDANTE TUBLI-SEAL**

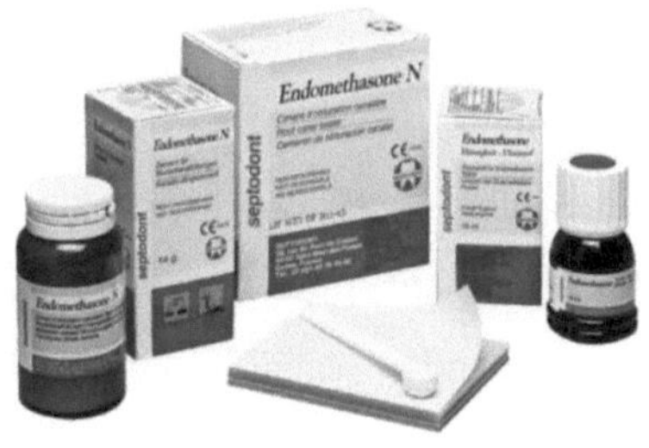

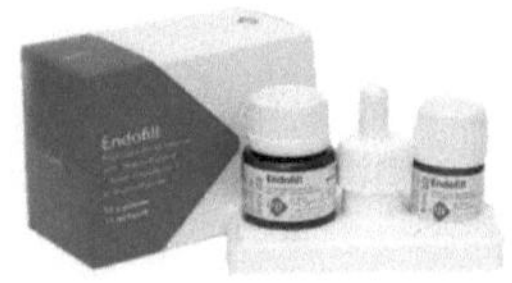

ENDOMETASONA - N ENDOFILL

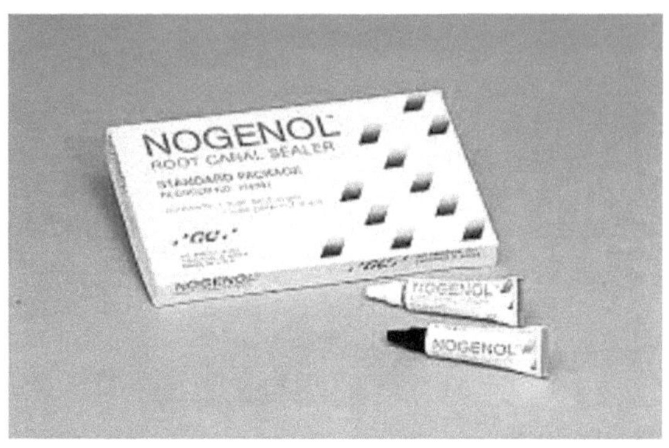

NOGENOL

B. SELANTES COM HIDRÓXIDO DE CÁLCIO

O sucesso do hidróxido de cálcio como agente de capeamento pulpar e como medicamento interprotésico levou à sua utilização em formulações de cimento obturador. A razão para a adição de hidróxido de cálcio aos cimentos endodônticos deve-se a observações de bases e revestimentos que contêm o material e as suas capacidades antibacterianas e de reparação de tecidos. Esta é exercida através da lixiviação de iões de cálcio e hidroxilo para os tecidos circundantes. O hidróxido de cálcio é eficaz na formação de pontes calcárias quando aplicado ao tecido pulpar exposto. Quando o hidróxido de cálcio entra em contacto com a água, liberta iões de cálcio durante a dissociação iónica. A quantidade de iões de cálcio livres determina o seu potencial para induzir a formação de tecido mineralizado. Os iões de cálcio livres são necessários para a migração, diferenciação e mineralização das células.

O mecanismo de ação do hidróxido de cálcio é o seguinte

1. O hidróxido de cálcio é antibacteriano em função da disponibilidade de iões hidroxilo livres. Tem um pH muito elevado (grupo hidroxilo) que favorece a reparação e a calcificação ativa. Há uma resposta degenerativa inicial na vizinhança imediata, seguida rapidamente por uma resposta de mineralização e ossificação.

2. O pH alcalino do hidróxido de cálcio neutraliza o ácido lático dos osteoclastos e impede a dissolução dos componentes mineralizados dos dentes. Este pH também ativa a fosfatase alcalina, que desempenha um papel importante na formação de tecido duro.

3. O hidróxido de cálcio desnatura as proteínas que se encontram no canal radicular e torna-as menos tóxicas.

4. O hidróxido de cálcio ativa a reação da adenosina trifosfatase dependente do cálcio associada à formação de tecido duro.

5. O hidróxido de cálcio difunde-se através dos túbulos dentinários e pode comunicar com o espaço do ligamento periodontal para travar a reabsorção radicular externa e acelerar a cicatrização.

VANTAGENS

1. os selantes de hidróxido de cálcio são biologicamente activos quando os iões de cálcio e hidroxilo são libertados e melhoram o processo de cicatrização.

2. a citotoxicidade é mais suave quando comparada com outros grupos de selantes.

3. os selantes de hidróxido de cálcio produzem uma reação inflamatória muito ligeira em caso de biocompatibilidade.

DESVANTAGENS

1. A capacidade de selagem a longo prazo é ambígua quando comparada com a de outros grupos de selantes.

2. A atividade antibacteriana é inferior à de outros materiais semelhantes, especialmente os vedantes ZOE e os vedantes à base de resina.

3. A solubilidade dos selantes de hidróxido de cálcio não é conhecida no fluido tecidular.

4.Em geral, devido à sua solubilidade, os selantes de hidróxido de cálcio não preenchem os critérios de um selante ideal.

1. CRCS

O Calciobiotic Endodontic sealer (Coltene/Waldent/Hygenic, Mahwah, NJ) é um selante que contém hidróxido de cálcio com uma base de óxido de zinco-eugenol-eucaliptol. O CRCS é um vedante de presa bastante lenta, especialmente em climas secos ou húmidos. Pode demorar até 3 dias a endurecer completamente. O selante endurecido é bastante estável, o que melhora as suas qualidades de selagem, mas pode significar que o cálcio

o hidróxido não é tão rapidamente libertado, e a estimulação do cemento e da formação óssea pode ser severamente limitada

COMPOSIÇÃO

PÓ	LÍQUIDO
Hidróxido de cálcio	Eugenol
Resina hidrogenada	Eucaliptol
Óxido de zinco	
Sulfato de bário	
Subcarbonato de bismuto	

PROPRIEDADES FÍSICAS

PROPRIEDADES	VALORES
pH	7.23 ± 0.0187
Tempo de regulação (horas)	7288
Caudal (mm)	28.96± 2.1589

2. SEALAPEX

O Sealapex (Sybron Endo/Kerr) é um selante polimérico de hidróxido de cálcio que contém noneugenol e é embalado em dois tubos. O Sealapex tem óxido de zinco na base juntamente com hidróxido de cálcio e também contém butilbenzeno, sulfonamida e estearato de zinco. O tubo catalisador tem sulfato de bário e dióxido de titânio para radiopacidade, e uma resina patenteada, salicilato de isobutilo e aerocil R792. Não teve maior dissolução do que o Tubli-Seal às 2 e 32 semanas. Parece que o Sealapex tinha uma capacidade de vedação comparável à do Tubli-Seal e podia suportar fugas a longo prazo.

COMPOSIÇÃO

BASE	CATÁLOGO
Óxido de cálcio Óxido de zinco Sulfonamidas Sílica	Trióxido de bismuto Polimetacrilato de metilo Salicilato de metilo, Dióxido de titânio Sílica Salicilato de isobutilo

PROPRIEDADES FÍSICAS

PROPRIEDADES	VALORES
pH	9.72
Caudal (mm)	39.5 ± 1.2
Radiopacidade (%)	44.8 ± 0.81
Tempo de trabalho (min)	53.3 ± 2.9
Solubilidade (%)	1.33 ± 0.03
Libertação de iões de cálcio (mg/100 ml)	5.84

3. APEXIT E APEXIT PLUS

O Apexit (Ivoclar Vivadent, Schaan, Liechtenstein) é um selante de hidróxido de cálcio com salicilatos também incorporados na fórmula. É constituído por um ativador (disalicilato, hidróxido de bismuto/carbonato de bismuto e cargas) e uma base (hidróxido de cálcio, colofónio hidratado [isto é, resina de pinheiro] e cargas).

COMPOSIÇÃO

BASE	ACTIVADOR
Hidróxido de cálcio / Óxido de cálcio Colofónio hidratado Enchimentos Dióxido de silício altamente disperso Éster alquílico de ácido fosfórico	Disalicilato Hidróxido de Bismuto / Carbonato de Bismuto

PROPRIEDADES FÍSICAS

PROPRIEDADES	VALORES
pH	8.85
Solubilidade (%)	1.47 ± 1.05
Espessura da película (µm)	11
Alteração dimensional (%)	2.28 ± 2.47
Tempo de regulação (min)	343.4 ± 5.94
Radiopacidade (mmAl)	3.25 ± 1.41
Libertação de iões de cálcio (mg/100 ml)	0.86

4. VITAPEX

O Vitapex (NEO Dental International, Inc, Federal Way, WA) é um selante, desenvolvido no Japão, que contém não só hidróxido de cálcio, mas também 40% de iodofórmio e óleo de silicone, entre outros ingredientes.

<h1 style="text-align:center">COMPOSIÇÃO</h1>

COLAR
Hidróxido de cálcio Iodofórmio Óleo de silicone Inerte

5. ACROSEAL

<h1 style="text-align:center">COMPOSIÇÃO</h1>

BASE	ACTIVADOR
Hidróxido de cálcio DGEBA (éter diglicidílico de bisfenol A); Excipiente radiopaco	Ácido glicirrético (enoxolona) metenamina; Excipiente radiopaco

<h1 style="text-align:center">PROPRIEDADES FÍSICAS</h1>

PROPRIEDADES	VALORES
Caudal (mm)	39.66 ± 2.51
Solubilidade (%)	0.10 ± 0.04
Radiopacidade (mmAl)	5.86 ± 0.73
Tempo de regulação (min)	1230.0 ±42.42
Espessura da película (µm)	65.50 ±6.36

6. DIAPASTE

DiaPaste é uma pasta pré-misturada de hidróxido de cálcio e sulfato de bário para o tratamento de canais radiculares. Não contém iodofórmio. DiaPaste é solúvel em água, pelo que é fácil de limpar e remover. É também radiopaca e antibacteriana.

COMPOSIÇÃO

COLAR
Hidróxido de cálcio
Sulfato de bário
Glicol de propileno
Agentes espessantes
Água

7. DIAPEX

COMPOSIÇÃO

COLAR
Hidróxido de cálcio
Iodofórmio
Óleo de silicone

PLACA A CORES N.º 2

SELANTES COM HIDRÓXIDO DE CÁLCIO

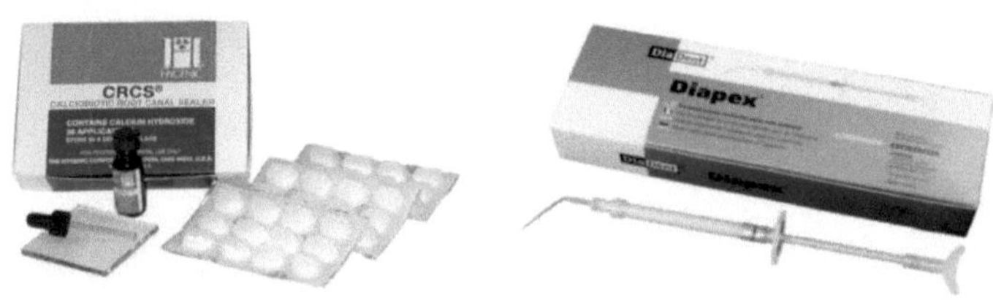

CALCIBIOTIC RCS

DIAPEX SEALER

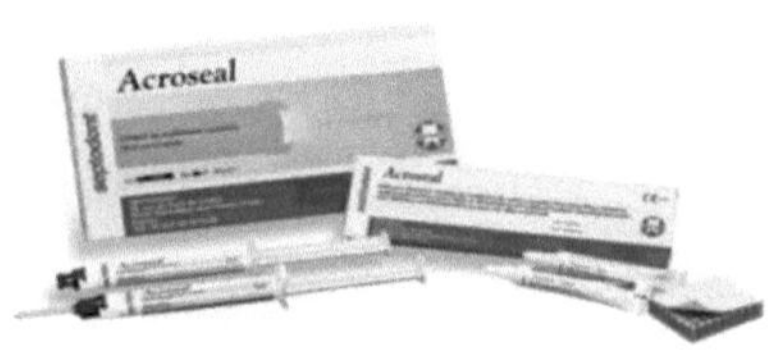

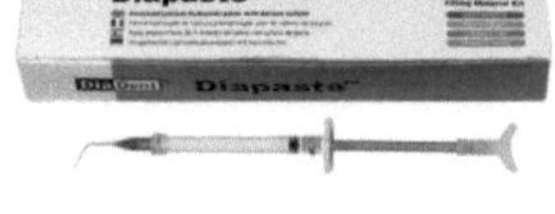

ACROSEAL

DIAPASTE

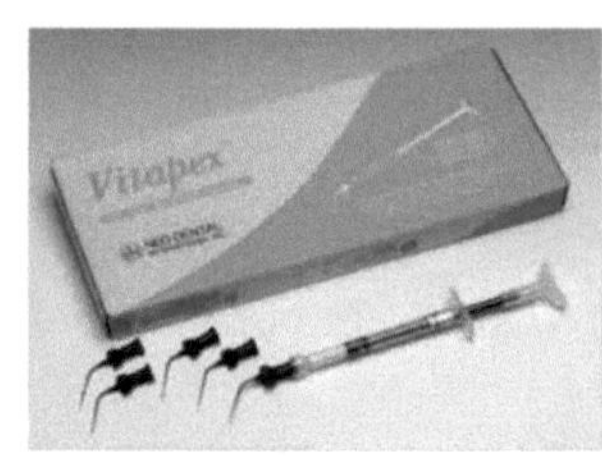

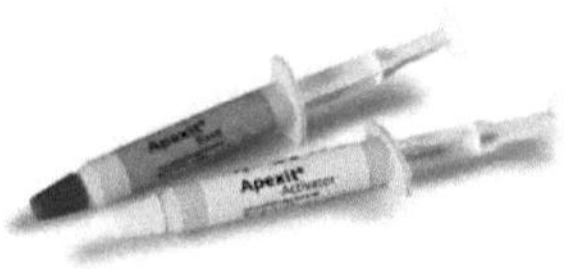

VITAPEX

APEXIT

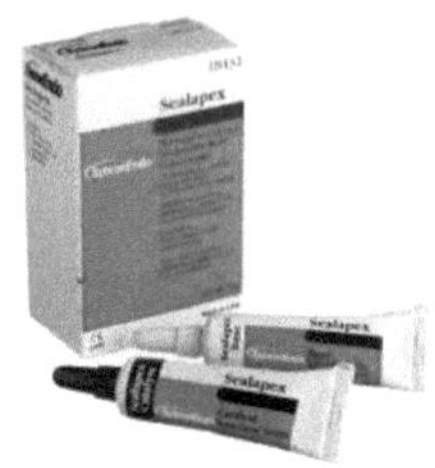

SEALAPEX

C. VEDANTES DE BASE RESINOSA

O cimento deve atuar como um agente de ligação entre o material do núcleo e a dentina do canal radicular. Por isso, foram recentemente introduzidas resinas com o objetivo específico de obter o que se designa por "monobloco", que é uma unidade coesa única de material de núcleo, cimento e dentina do canal radicular.

Foi demonstrado que os selantes de resina apresentam uma penetração mais profunda nos túbulos dentinários do que os selantes endodônticos convencionais. A penetrabilidade dos cimentos resinosos pode ser uma função das suas propriedades físicas, como o fluxo, a tensão superficial, a solubilidade, a viscosidade, a composição química e o tempo de trabalho e de presa. Os vedantes de resina são conhecidos por terem um fluxo adequado e uma penetração mais profunda devido à sua estrutura de película fina. A película fina pode penetrar mais quando é utilizada a técnica de obturação por condensação lateral.

Os vedantes de resina têm um longo historial de utilização e proporcionam aderência. São classificados em duas categorias principais. Os primeiros foram os selantes à base de resina epoxídica, sem qualquer tratamento da superfície da dentina ou adesivo da dentina, e são capazes de reagir com grupos amino expostos no colagénio para formar ligações covalentes. Mais tarde, surgiram os selantes à base de resina de metacrilato, que são hidrofílicos e, por isso, capazes de humedecer as paredes do canal e penetrar nos túbulos dentinários.

1. SELANTES DE RESINA EPOXÍDICA

Os selantes à base de resina epóxica foram introduzidos na endodontia por Schroeder. Atualmente, é muito utilizado devido à sua reduzida solubilidade, selamento apical e micro retenção na dentina radicular. Os selantes à base de epóxi demonstraram uma maior resistência de ligação à dentina do que o óxido de zinco eugenol, o ionómero de vidro e o selante à base de hidróxido de cálcio. Um dos selantes à base de resina epoxídica é o AH Plus, que foi avaliado quanto às suas propriedades físico-químicas, resposta biológica e adaptação interfacial. O Adseal é outro selante de resina epóxi com relatórios na literatura sobre o seu valor de radiopacidade e propriedades físicas. O Acroseal é um selante que contém 28% de hidróxido de cálcio na sua composição.

VANTAGENS

1. Radiopacidade-13. 6 mm de Al do AH Plus, e o AH-26 tem 9,3 mm de Al.

2. A retração dimensional estabilidade-polimerização do AH Plus é de 1,76 V% e do AH-26 é de 1,46 V%.

3. O AH Plus tem baixa solubilidade. Este facto pode estar relacionado com as caraterísticas da matriz resinosa, que é resistente à solubilidade.

4. A expansão linear do AH Plus é muito baixa (0,129 ±0,08), muito inferior à de outros vedantes.

5. O AH-26 e o AH Plus são capazes de fluir para os orifícios dos túbulos dentinários, o que é a razão para a adesão comparativamente boa do AH-26 à dentina.

6. As propriedades de manuseamento são geralmente consideradas boas.

7. Apenas foi observada uma libertação mínima de formaldeído para o AH Plus (3,9 ppm).

8. O AH Plus produz um efeito antimicrobiano sobre o Streptococcus Mutans e o Actinomyces Israelii.

9. O AH Plus não revelou qualquer genotoxicidade ou mutagenicidade.

10. O AH26 tem uma solubilidade máxima quando comparado com outros vedantes de resina epoxídica.

DESVANTAGENS

1. O AH-26 liberta uma quantidade elevada de formaldeído (1347 ppm).

2. Inflamação aguda reversível da mucosa oral após o contacto com a pasta não endurecida.

Em casos individuais, foram notificadas reacções alérgicas locais e sistémicas.

3. O éter diglicidílico do bisfenol A foi identificado como um componente mutagénico de materiais à base de resina, que também pode ser citotóxico.

4. Os selantes à base de resina epóxida aderem melhor às paredes da dentina, tornando a sua remoção com

instrumentos rotativos difíceis.

5. AH plus tem uma menor resistência à fratura quando utilizado com guta percha em comparação com Resilon/Realseal.

6. Quando comparado com os selantes à base de metacrilato, o selante à base de epóxi apresentou uma menor resistência de ligação em películas finas e pareceu resultar de numerosos vazios criados durante a mistura.

7. Os vedantes AH Plus são activadores diretos dos neurónios sensoriais quando acabados de misturar.

8. Foi demonstrado que os selantes à base de resina epóxida têm uma citotoxicidade significativa nos tecidos perirradiculares, incluindo mediadores inflamatórios como a COX-2 e a óxido nítrico sintase.

a. AH 26

O AH 26 (Dentsply International/Maillefer) é um selante de resina epóxi de bisfenol que utiliza hexametilenotetramina (metenamina) para polimerização e tem sido utilizado durante muitos anos como selante. A metenamina liberta algum formaldeído à medida que endurece, e este tem sido um dos seus principais inconvenientes. A maior quantidade de formaldeído libertado encontra-se no vedante acabado de misturar, e a quantidade de formaldeído libertado diminui após 48 horas, e após 2 semanas a quantidade libertada é insignificante.

VANTAGENS

1. O AH-26 consegue penetrar nos orifícios dos túbulos dentinários, o que explica a sua aderência relativamente boa à dentina.

2. As propriedades de manuseamento são geralmente consideradas boas.

3. O AH26 tem uma solubilidade máxima quando comparado com outros vedantes de resina epoxídica.

DESVANTAGENS

1. O AH-26 liberta uma quantidade elevada de formaldeído (1347 ppm).

2. Provoca a descoloração da estrutura coronal do dente.

3. Apresenta um tempo de trabalho alargado.

COMPOSIÇÃO

PÓ	RESINA
Óxido de bismuto Metenamina Prata Dióxido de titânio	Resina epoxídica

PROPRIEDADES FÍSICAS

PROPRIEDADES	VALORES
Tempo de regulação (hora)	46
Caudal (mm)	15.6
Espessura da película (mm)	24
Radiopacidade (mmAl)	9.3
Alteração dimensional (%)	0.7
Solubilidade (%)	0.0076

b. AH PLUS/THERMASEAL PLUS

AH Plus (Dentsply International) é um selante de resina epóxi. Tornou-se um selante padrão de ouro para comparação devido às suas propriedades físico-químicas e biocompatibilidade aceitável. Foi formulado com uma mistura de aminas que permitiria a polimerização sem a formação indesejada de formaldeído, mas com todas as vantagens do AH 26, tais como maior radiopacidade, baixa solubilidade, ligeira contração e compatibilidade com os tecidos. O AH Plus é uma resina epoxi-bis-fenol que também contém adamantina. O AH Plus é fornecido como um sistema de duas pastas. Outras melhorias em relação à antiga formulação AH 26 são a espessura mais fina da película e a solubilidade reduzida do AH Plus, ambas cerca de metade da do AH 26. O AH Plus demonstrou ser menos citotóxico do que o AH 26, mas ambos causaram um aumento da genotoxicidade dependente da dose.

VANTAGENS

1. O AH Plus tem uma melhor capacidade de selagem apical.

2. O AH Plus tem uma radiopacidade visível de cerca de 13,6 mm de Al.

3. As propriedades de manuseamento são geralmente consideradas boas.

4. Estabilidade dimensional a longo prazo.

5. O AH Plus consegue fluir para os orifícios dos túbulos dentinários, o que explica a adesão comparativamente boa à dentina.

6. O AH Plus tem baixa solubilidade. Este facto pode estar relacionado com as caraterísticas da matriz resinosa, que é resistente à solubilidade.

7. O AH Plus produz um efeito antimicrobiano sobre o Streptococcus Mutans e o Actinomyces Israelii.

8. O AH Plus não revelou qualquer genotoxicidade ou mutagenicidade.

9. Apenas foi observada uma libertação mínima de formaldeído para o AH Plus (3,9 ppm).

10. Biocompatibilidade satisfatória, induzindo uma reação inflamatória ligeira nos tecidos circundantes. Isto pode estar relacionado com a libertação de formaldeído durante a polimerização e com outro componente citotóxico comprovado, o bisfenol A, que está presente na sua composição

DESVANTAGENS

1. O AH plus tem uma menor resistência à fratura quando utilizado com guta percha em comparação com o Resilon/Realseal.

2. Os vedantes AH Plus são activadores diretos dos neurónios sensoriais quando acabados de misturar.

3. A utilização da técnica de compactação vertical a quente provoca alterações químicas no selante.

<h1 style="text-align:center">COMPOSIÇÃO</h1>

COLAR A	COLAR B
Resina epoxídica de bisfenol-a	Dibenzidiamina
Resina epoxídica de bisfenol-f	Aminoadamante
Tungstato de cálcio	Trixiciclodecano-diamina
Óxido de zircónio	Tungstato de cálcio
Sílica	Óxido de zircónio
Pigmentos de óxido de ferro	Sílica e óleo de silicone

<h1 style="text-align:center">PROPRIEDADES FÍSICAS</h1>

PROPRIEDADES	VALORES
Tempo de trabalho (min)	24
Tempo de regulação (min)	579.00 ± 4.95
Caudal (mm)	36.76 ± 3.04
Radiopacidade (mmAl)	5.97 ± 0.24
Alteração dimensional (%)	1.69 ± 0.31
Solubilidade (%)	0.75 ± 0.41

c.   EZ FILL

O EZ Fill (Essential Dental Systems, South Hackensack, NJ) é um selante de resina epóxi sem lugenol que é colocado com uma espiral bidirecional, rodando numa peça de mão, e utilizado com uma técnica de ponta de guta-percha única. A espiral foi concebida para espalhar o selante lateralmente na região apical do canal. O selante não encolhe durante a presa e é hidrofóbico por natureza, o que o torna resistente à degradação de fluidos.

<h1 style="text-align:center">COMPOSIÇÃO</h1>

PÓ	GEL
Óxido de bismuto	Éter diglicidílico do bisfenol A
Hexametilenotetramina	
Pó de prata	

d. ACROSEAL

O Acroseal (Specialites Septodont, Saint Maur-des-Fosses, França) é um cimento que contém 28% de hidróxido de cálcio na sua composição. É utilizado na terapia endodôntica há muito tempo devido à sua propriedade antimicrobiana, capacidade de induzir a formação de tecido duro quando colocado no sistema de canais radiculares, pH alcalino (12,5) e dissociação em iões de cálcio e hidroxilo, que tornam o ambiente desfavorável à proliferação bacteriana. O Acroseal contém um antissético (metenamina) e um anti-inflamatório (enoxolona), para além da resina epoxídica DGEBA e do hidróxido de cálcio.

COMPOSIÇÃO

PASTA BASE	PASTA CATALYST
Éter diglicídico do bisfenol A Hidróxido de cálcio Subcarbonato de bismuto	Aminas Subcarbonato de bismuto

PROPRIEDADES FÍSICAS

PROPRIEDADES	VALORES
Solubilidade (%)	0.10 ± 0.04
Caudal (mm)	37.66 ± 2.08
Radiopacidade (mm Al)	5.84 ± 0.66
Tempo de regulação (min)	70.00 ± 9.00
Espessura da película (mm)	65.00 ± 7.07

e. MM-SEAL

O MM-Seal (Micro Mega, França) é um selante endodôntico à base de resina epóxi embalado numa seringa dupla. Tem excelentes propriedades químicas e físicas, é biocompatível e proporciona um excelente selamento. O MM-Seal apresenta uma boa força de ligação devido à sua capacidade de reagir com quaisquer grupos amino expostos no colagénio para formar ligações covalentes entre a resina e o colagénio após a abertura do anel epóxido.

COMPOSIÇÃO

PASTA BASE	PASTA CATALYST
Resina de oligómero epóxi	Poli aminobenzoato
Salicilato de etilenoglicol	Trietanolamina
Fosfato de cálcio	Fosfato de cálcio
Subcarbonato de bismuto	Subcarbonato de bismuto
Óxido de zircónio	Óxido de zircónio
	Óxido de cálcio

f. AD SEAL

Adseal é um selante endodôntico à base de resina que oferece uma excelente biocompatibilidade numa pasta fácil de misturar. Possui capacidade de selagem hermética e boa radiopacidade. Adseal é insolúvel nos fluidos dos tecidos e não mancha os dentes

COMPOSIÇÃO

COLAR A	COLAR B
Resina de oligómero epóxi	Poli aminobenzoato
Salicilato de etilenoglicol	Trietanolamina
Fosfato de cálcio	Fosfato de cálcio
Subcarbonato de bismuto	Subcarbonato de bismuto
Óxido de zircónio	Óxido de zircónio
	Óxido de cálcio

PROPRIEDADES FÍSICAS

PROPRIEDADES	VALORES
Solubilidade (%)	0.24 ± 0.00
Caudal (mm)	37.66 ± 2.0
Radiopacidade (mmAl)	5.84 ± 0.66
Tempo de regulação (min)	70.00 ± 9.00
Espessura da película (μm)	65.00 ± 7.0

g.   DIA-PROSEAL

Dia-Proseal é um desses novos selantes à base de resina. Tem várias caraterísticas, tais como tempo de presa rápido, estabilidade de volume, boa selagem de sistemas complexos de canais radiculares, capacidade de armazenamento a longo prazo e sistema de seringa dupla que permite uma mistura fácil. O Dia-Proseal apresenta um elevado valor de pH que pode neutralizar os ácidos segregados pelos osteoclastos e pode também destruir a membrana bacteriana e a sua estrutura proteica. Por conseguinte, pode considerar-se que o Dia-Proseal possui uma melhor atividade antimicrobiana do que outros selantes.

COMPOSIÇÃO

COLAR A	COLAR B
Resina epoxídica Óxido de zircónio Hidróxido de cálcio	Tungstato de cálcio Óxido de zircónio Hidróxido de cálcio

SELANTES À BASE DE RESINA EPOXÍDICA

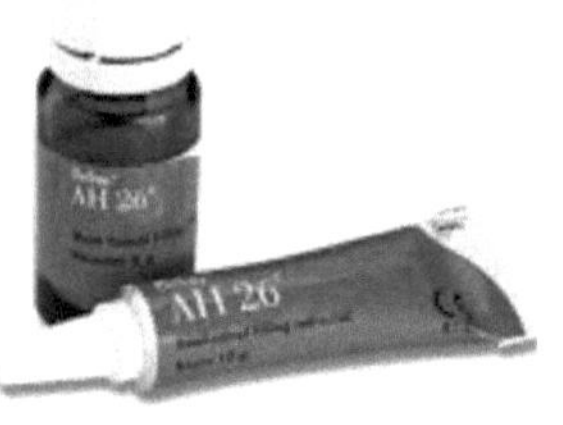

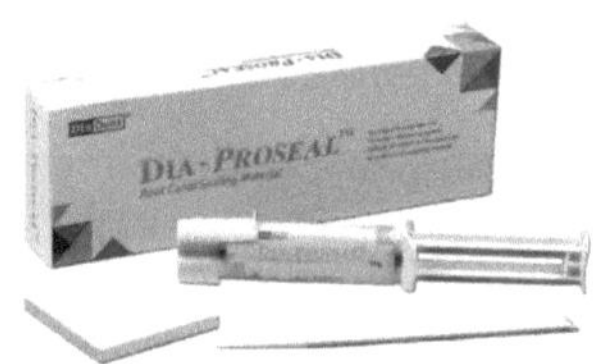

AH - 26 VEDANTE DIA-PROSEAL

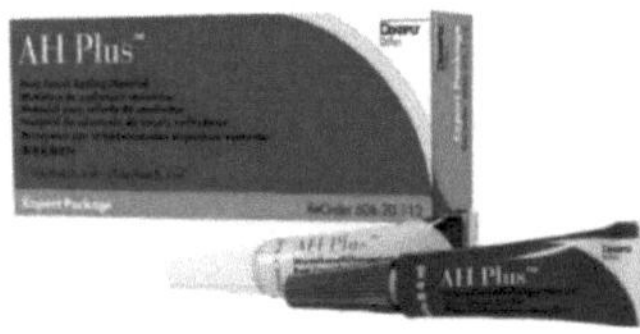

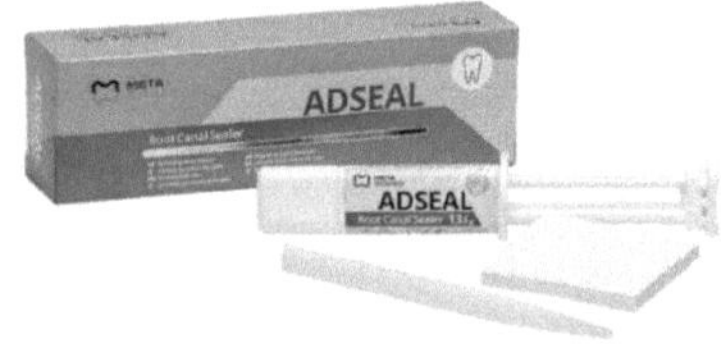

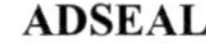

AH PLUS   **ADSEAL**

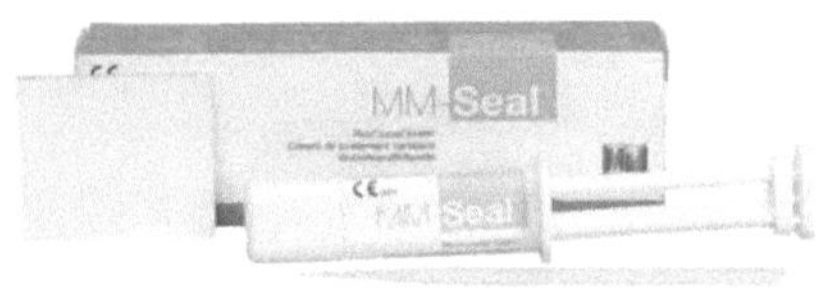

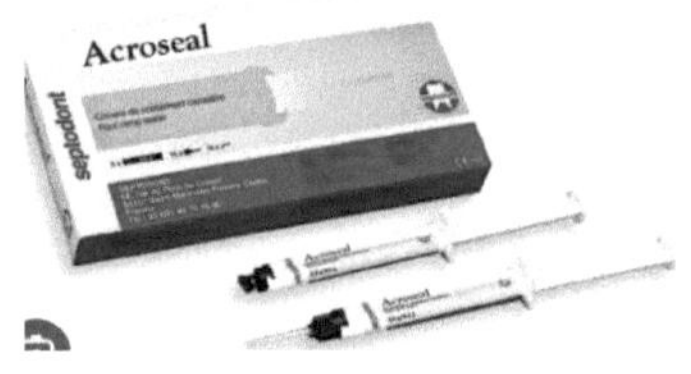

MM-SEAL   **ACROSEAL**

2. SELANTES DE RESINA DE METACRILATO

Os selantes de resina de metacrilato são os selantes endodônticos aderentes e melhoraram rapidamente devido à sua propriedade altamente desejável de criar um monobloco no espaço do canal radicular.

VANTAGENS

1. Epiphany aumenta a capacidade de vedação quando utilizado com Resilon e forma um Monobloco.

2. O Realseal tem uma maior resistência à fratura radicular em comparação com o AH Plus.

3. Os vedantes de resina de metacrilato têm uma boa radiopacidade, mas inferior à do AH Plus.

4. A polimerização lenta dos selantes de cura dupla, como o EndoREZ, melhoraria a possibilidade de alívio da tensão de retração através do fluxo de resina.

5. As raízes preenchidas com Resilon/Epiphany exibiram valores de carga de fratura significativamente mais elevados do que as preenchidas com guttapercha -ou AH 26 quando os espécimes foram sujeitos a forças de carga verticais.

6. Verificou-se que o EndoREZ é bem tolerado pelos tecidos conjuntivos e pelo tecido ósseo.

7. Os selantes de resina de metacrilato utilizados com Resilon ou guta-percha foram removidos mais eficazmente, com menos material de obturação remanescente do que as combinações convencionais de selante/guta-percha.

8. O FibreFill R.C.S. tem boas propriedades de selagem e adesão à dentina radicular quando comparado com o selante de resina epóxida.

9. Os selantes à base de resina de metacrilato têm uma maior força de ligação em películas finas.

10. A união química entre o componente de poli-isopreno da guta-percha e a extremidade de polibutadieno da molécula de revestimento de resina EndoRez parece ser mais forte do que o acoplamento entre a extremidade de metacrilato da molécula e o selante de resina.

11. O EndoRez mostrou uma maior penetração intratubular em comparação com o AHPlus e o Endo CPM- sealer.

DESVANTAGENS

1. Epiphany e metaseal são citotóxicos mesmo após diluições quando comparados com EndoREZ.

2. Os canais preenchidos com Resilon/Epiphany (RealSeal) continham significativamente mais espaços vazios e lacunas do que os preenchidos com guta percha e selantes convencionais.

3. O Resilon e o EndoREZ têm uma resistência ao arrancamento inferior à da guta percha ou das combinações convencionais de vedantes não aderentes.

4. Um fator C mais elevado provoca uma maior retração da polimerização, o que leva a uma maior formação de fendas e microfissuras.

5. O acoplamento químico entre os selantes contemporâneos à base de resina de metacrilato e os materiais de obturação radicular é geralmente fraco ou insuficientemente optimizado.

6. A fluência de selantes resinosos incompletamente polimerizados, como o Epiphany, resulta em falhas ao longo da interface selante-dentina.

7. A presença de monómeros residuais nos canais radiculares conduzirá à descoloração e a uma elevada toxicidade.

8. O Epiphany, tanto em condições de mistura fresca como em condições de fixação, mostrou um efeito citotóxico severo a moderado, e a sua citotoxicidade aumentou efetivamente com o tempo, apresentando riscos citotóxicos significativos.

9. O Epiphany é insolúvel nos solventes habitualmente utilizados em medicina dentária. Assim, a remoção de selantes de resina de aletas, canais acessórios ou istmo de canal continua a ser um desafio.

10. Os valores de solubilidade para o Epiphany e o AH Plus foram de 3,41% mas, de acordo com a ADA, deveriam ser de

menos de 3%.

11. A difusão de água nas matrizes de resina pode resultar na rápida deterioração das propriedades físico-mecânicas de uma resina, comprometendo a durabilidade das ligações resina-dentina por hidrólise e formação de microfissuras.

12. A diminuição da espessura da dentina, a falta de polimerização ou os tempos de exposição prolongados podem aumentar significativamente o risco de citotoxidade do HEMA.

13. O EndoREZ com uma ponta de guta-percha num canal radicular seco produz uma má adaptação do

o selante para a dentina com uma falta de formação de etiquetas de resina.

14. Realseal tem o potencial de causar manchas nos dentes, uma vez que é suscetível à hidrólise enzimática e alcalina.

15. O METAseal é considerado o mais citotóxico quando comparado com o AH Plus, o Epiphany e o EndoREZ.

16. Os selantes de resina de metacrilato provocam uma reação inflamatória provisória e duradoura. Uma possível causa para este efeito poderá ser a presença de UDMA na estrutura do selante.

17. Uma concentração elevada de monómeros de metacrilato pode induzir danos na NA.

a.   PRIMEIRA GERAÇÃO

HÍDRON

O Hydron (Hydron Technologies, Inc., Boca Raton, Florida) é um material à base de resina de metacrilato hidrofílico. Foi concebido para a obturação radicular em massa e surgiu em meados da década de 1970, quando os fundamentos científicos subjacentes à ligação à dentina se encontravam na fase inicial de desenvolvimento. O principal componente do Hydron era o poli[metacrilato de 2-hidroxietilo] (poli[HEMA]), que era injetado num canal radicular e polimerizado in situ dentro do espaço do canal sem a utilização adjunta de um material de obturação radicular. Este cimento forma um monobloco primário que tem apenas uma interface que se estende circunferencialmente entre o material e a parede do canal radicular. Tem sido referido como sendo um material de obturação ideal para o canal radicular porque é fácil de utilizar, uma vez que é um material injetável, não é irritante, obtura bem o sistema de canais radiculares e não suporta o crescimento bacteriano.

b. SEGUNDA GERAÇÃO

A segunda geração de selante aderente é de natureza hidrofílica e não necessita da utilização adjunta de um adesivo dentinário. Foi concebido para fluir para dentro dos canais acessórios e dos túbulos dentinários para facilitar a formação de etiquetas de resina para retenção e selagem após a remoção da camada de esfregaço com NaOCl e EDTA.

ENDOREZ

EndoREZ (Ultradent Products Inc., South Jordan, Utah) é um selante de metacrilato hidrofílico radiopaco de cura dupla que contém dimetacrilato de diuretano não ácido. A adição de dimetacrilato de trietilenoglicol à composição do cimento torna-o hidrófilo, pelo que pode ser utilizado no ambiente húmido do sistema de canais radiculares e ser muito eficaz na penetração dos túbulos dentinários e na formação de longos "tags" de resina. Verificou-se que o cimento veda melhor quando aplicado em dentina intrarradicular ligeiramente húmida. O EndoREZ é recomendado para utilização com um cone de guta-percha convencional ou com pontas EndoREZ específicas (guta-percha revestida a resina).

COMPOSIÇÃO

COLAR
30% Dimetacrilato de uretano
Óxido de zinco
Sulfato de bário
Pigmentos

PROPRIEDADES FÍSICAS

PROPRIEDADES	VALORES
Tempo de regulação (min)	28
Caudal (mm)	7.00 ± 0.34
Radiopacidade (mmAl)	6.45 ± 1.27
Solubilidade (%)	1.283 ± 0.191
Variação dimensional (%)	2,132 ± 0,194151

c. TERCEIRA GERAÇÃO

Os selantes autocondicionantes de terceira geração contêm um primário autocondicionante e um selante endodôntico de resina composta de polimerização dupla. A utilização de primários auto-condicionantes reintroduziu o conceito de incorporação de camadas de smear criadas por instrumentos manuais/rotativos ao longo da interface selante-dentina. É aplicado um primário ácido na superfície da dentina, que penetra através da camada de smear layer e desmineraliza a dentina superficial. O primário ácido é seco ao ar para remover o transportador volátil e, em seguida, é aplicado e polimerizado um selante de resina composta fluida de dupla polimerização com enchimento moderado.

EPIPHANY

O sistema Epiphany contém um primário autocondicionante e um selante à base de resina hidrofílica de cura dupla. A sua utilização com resilon cria um monobloco que proporciona maior resistência à fuga microbiana e reforço dos dentes contra a raiz. Um selante endodôntico ideal deve aderir tanto à dentina como ao material de preenchimento do núcleo. A introdução de cimentos à base de resina de metacrilato foi um passo importante para atingir este objetivo.

COMPOSIÇÃO

<table>
<tr><td>
Bisfenol-a-glycidyldimethacrylate
Dimetacrilato de polietilenoglicol
Dimetacilato de bisfenol-a etoxilado
Dimetacrilato de uretano
Sulfato de bário , Sílica
Óxido de cálcio
Bismuto
Pigmentos
</td></tr>
</table>

PROPRIEDADES FÍSICAS

PROPRIEDADES	VALORES
Tempo de regulação (min)	24.40 ± 4.39
Caudal (mm)	34.43 ± 2.17
Radiopacidade (mmAl)	5.51 ± 0.12
Solubilidade (%)	2.22 ± 0.41
Alteração dimensional (%)	0.94 ± 0.72

FIBRAFILL

O selante de canais radiculares FibreFill R.C.S. (Pentron Clinical Technologies, Wallingford, CT) é um exemplo de um selante à base de resina de metacrilato de terceira geração que foi concebido para a obturação de canais com obturadores reforçados com fibras que estão ligados à ponta do material termoplástico de obturação radicular. O selante de resina é utilizado em combinação com um sistema de primário auto-polimerizável e auto-condicionante (Fibrefill Primer A e B). A ligação entre os sistemas adesivos e a dentina depende da penetração dos monómeros na superfície da dentina condicionada para criar um bloqueio micromecânico entre o colagénio da dentina e a resina, formando uma camada híbrida. O FibreFill R.C.S. apresenta boas propriedades adesivas e de selamento à dentina radicular.

COMPOSIÇÃO

COLAR
Peróxido de benzoílo UDMA HDDMA BISGMA PEGDMA Resinas funcionais de ácido carboxílico patenteadas Vidros de bariumborosilicato tratados com silano Sulfato de bário Hidróxido de cálcio Sílica, Pigmento

PROPRIEDADES FÍSICAS

PROPRIEDADES	VALORES
Caudal (mm)	6.35 ± 0.25
Radiopacidade (mmAl)	5.16 ± 0.87
Solubilidade (%)	1.689 ± 0.552
Alteração dimensional (%)	1.688 ± 0.303139

d. QUARTA GERAÇÃO

Os selantes à base de resina de metacrilato de quarta geração são funcionalmente análogos a uma classe semelhante de cimentos de cimentação de resina auto-adesivos recentemente introduzidos, na medida em que eliminaram ainda mais o passo separado de condicionamento/ligação. Os monómeros de resina ácida que estão originalmente presentes nos primários adesivos de dentina são agora incorporados no cimento/selante à base de resina para os tornar auto-adesivos aos substratos de dentina. A combinação de um condicionador, um primário e um selante num único selante autoadesivo e auto-condicionante é vantajosa na medida em que reduz o tempo de aplicação, bem como os erros que podem ocorrer durante cada passo de colagem.

METASEAL

MetaSEAL é o primeiro selante autoadesivo de dupla cura de quarta geração disponível no mercado. O componente líquido do MetaSEAL é composto por 4-META, HEMA e monómeros de metacrilato difuncionais. O pó contém óxido de zircónio como cargas radiopacas esféricas, nano cargas de sílica e um iniciador hidrofílico. A inclusão de um monómero de resina ácida, anidrido de 4-metacriloiloxietil trimelitato (4-META), torna o selante auto-condicionante e hidrofílico por natureza e promove a difusão do monómero na dentina intacta subjacente para produzir uma camada híbrida após a polimerização. O MetaSEAL é recomendado exclusivamente para técnicas de compactação a frio e de cone único e suporta a utilização de Resilon ou guttapercha como material de preenchimento radicular. O selante liga-se aos materiais termoplásticos de preenchimento radicular, bem como à dentina radicular, através da criação de camadas híbridas em ambos os substratos.

<h1 align="center">COMPOSIÇÃO</h1>

PÓ	LÍQUIDO
Óxido de zircónio	4-META
Sílica	HEMA
Iniciador de polimerização hidrofílico	Dimetacrilatos

<h2 align="center">PROPRIEDADES FÍSICAS</h2>

PROPRIEDADES	VALORES
Tempo de regulação (min)	63.40 ± 2.70
Caudal (mm)	45.94 ± 0.61
Radiopacidade (mmAl)	4.71 ± 0.04
Solubilidade (%)	3.45 ± 0.34
Alteração dimensional (%)	-1.25 ± 1.1073

REALSEAL

O RealSeal SE é a versão simplificada de dupla cura do RealSeal e utiliza um anidrido de ácido carboxílico de metacrilato polimerizável (4-META) como monómero de resina ácida. Contém EBPADMA, HEMA, BisGMA, peróxido de benzoílo, amina terciária, fotoiniciadores, vidro de borossilicato de bário tratado com silano, sílica, oxicloreto de bismuto, silicato de Ca-Al-F e fosfato tricálcico como componentes adicionais. Pode ser utilizado com cones ou pastilhas Resilon utilizando técnicas laterais a frio ou verticais a quente, ou com RealSeal 1, um sistema obturador Resilon baseado num suporte.

<h2 align="center">COMPOSIÇÃO</h2>

COLAR
Dimetacrilato de uretano (UDMA)
Dimetacrilato de polietilenoglicol (PEGDMA)
Dimetacrilato de bisfenol-A etoxilado (EBPADMA)
Bisfenol (BISGMA)
Vidro borossilicato de bário
Sulfato de bário
Sílica
Hidróxido de cálcio
Oxicloreto de bismuto de glicidil dimetacrilato com aminas

PROPRIEDADES FÍSICAS

PROPRIEDADES	VALORES
Caudal (mm)	37.9 ± 1.2
Espessura da película (mm)	24.9 ± 0.87
Radiopacidade (mmAl)	4.6

SELANTES DE RESINA À BASE DE METACRILATO

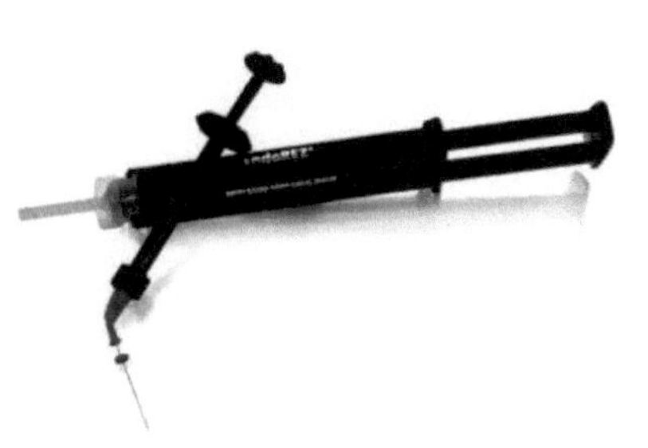

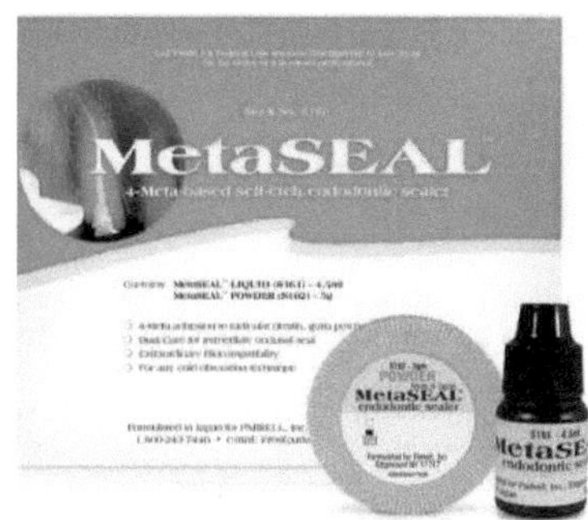

ENDOREZ METASEAL

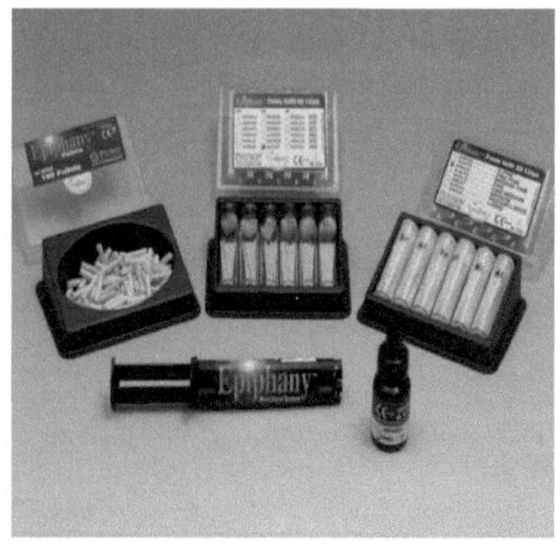

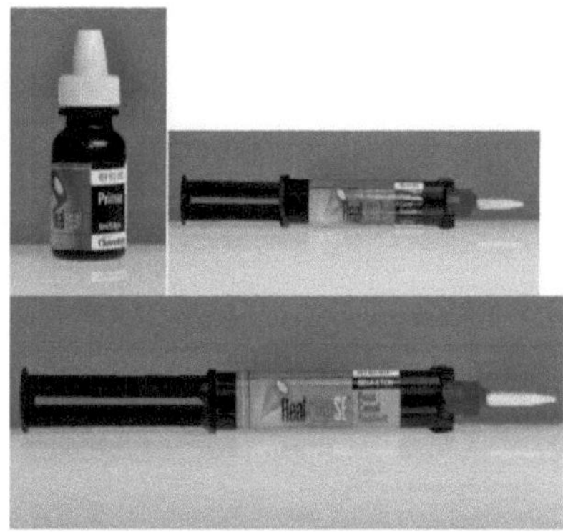

EPIPHANY   **REALSEAL**

D. SELANTES À BASE DE IONÓMERO DE VIDRO

A Pittford introduziu os selantes à base de ionómero de vidro em 1979. Os selantes de ionómero de vidro têm a vantagem da sua ligação à dentina, da libertação de flúor, da propriedade antimicrobiana e da biocompatibilidade. No entanto, alguns testes in vitro indicaram uma propensão para a fuga e desintegração do selante.

VANTAGENS

1. os selantes de ionómero de vidro proporcionam uma menor microinfiltração apical quando se utiliza uma espessura de película menor.

DESVANTAGENS

1. este vedante tem uma atividade antimicrobiana mínima

1.KETAC-ENDO

O Ketac-Endo (3M ESPE, St. Paul, Minnesota) foi o primeiro cimento endodôntico à base de ionómero de vidro disponível no mercado. Permite a adesão entre o material e a parede do canal. É superior na sua facilidade de manipulação, radiopacidade e tempo de presa. Tem também uma excelente adaptação às paredes do canal e às raízes reforçadas.

COMPOSIÇÃO

PÓ	LÍQUIDO
Tungstato de cálcio Pó de moça	Água Ácido policarbonico de polietileno Ácido tartárico

PROPRIEDADES FÍSICAS

PROPRIEDADES	VALORES
Solubilidade (%)	7.70 ± 10.76
Alteração dimensional (%)	-0.09 ± -0.4
Caudal (mm)	21.70 ± 1.36
Espessura da película (μm)	98.37
Tempo de regulação (min)	150

2.ACTIV-GP

O Activ GP (Brasseler USA, Savannah Georgia) é um sistema de obturação à base de ionómero de vidro. O fabricante afirma que o produto é superior ao anterior sistema de obturação à base de ionómero de vidro em termos de caraterísticas de manuseamento, tempo de trabalho e radiopacidade. A ligação inadequada entre o ionómero de vidro e a guta percha é uma desvantagem do selante de ionómero de vidro. Para melhorar a ligação entre a guta-percha e o ionómero de vidro, o Activ GP tem um revestimento de 2μm de partículas de ionómero de vidro na sua superfície e estas partículas são também incorporadas no corpo do cone. O Activ GP consiste num cone de guta-percha impregnado de ionómero de vidro com um revestimento externo de ionómero de vidro e um selante de ionómero de vidro. Está disponível em cones cónicos de 0,04 e 0,06 e os tamanhos são verificados a laser para garantir um ajuste mais preciso. Esta técnica de cone único foi concebida para proporcionar uma ligação entre a parede do canal dentinário e o cone principal (monobloco). O Activ GP tem caraterísticas de manuseamento, radiopacidade, tempo de trabalho e capacidade de selagem mais longas em comparação com os anteriores selantes à base de ionómero de vidro, devido ao seu maior fluxo e ligeira expansão na presa.

COMPOSIÇÃO

<table>
<tr><td>Ácido poliacrílico
Ácido tartárico
Aluminossilicato de bário
Ácido poliacrílico seco em pó de vidro</td></tr>
</table>

PROPRIEDADES FÍSICAS

PROPRIEDADES	VALORES
Caudal (mm)	24.90 ± 1.61
Radiopacidade (mmAl)	1.95
pH	5.12
Solubilidade	1.46

E. VEDANTES À BASE DE SILICONE

Em 1984, o silicone foi introduzido pela primeira vez como selante endodôntico. Os silicones apresentam comparativamente poucas fugas, são virtualmente não tóxicos, mas não apresentam atividade antibacteriana. O pó de GP com um tamanho de partícula inferior a 30 nm foi introduzido numa matriz de silicone [polidimetilsiloxano (PDMS)]. Foram adicionadas partículas de prata como conservante. O tempo de trabalho é de 15 minutos e o tempo de presa é de 25-30 minutos.

VANTAGENS

1. o Gutta-Flow apresentou uma boa capacidade de espalhamento.

2. contém nanosilver que impede a propagação de bactérias.

3. facilidade de manuseamento.

4. boa adaptabilidade.

5. sistema de enchimento a frio fluido.

6.Dois em um - combina selante e guta-percha.

7. excelentes propriedades de fluxo.

8. a solubilidade é praticamente nula.

9. Selagem estanque do canal radicular.

10. muito boa biocompatibilidade.

11. proteção óptima contra a reinfeção.

12. excelente radiopacidade.

13. permite uma preparação exacta dos pós.

14. a nano-prata incluída também pode ter um efeito de preservação no canal. O tipo químico e a concentração da prata não causam corrosão ou alterações de cor no GuttaFlow.

15. Um vedante de silicone contendo guta-percha expande-se ligeiramente e, por conseguinte, as fugas foram relatadas como sendo menores do que no AH-26 com guta-percha durante um período de 12 meses.

16. GuttaFlow tem menor citotoxicidade.

17. O RoekoSeal, que é considerado como a forma inicial do GuttaFlow, foi removido mais facilmente dos canais do que um selante à base de resina.

DESVANTAGENS

1. A superfície da dentina tratada apenas com EDTA apresentou um valor elevado de ângulo de contacto, sugerindo a fraca molhabilidade da GuttaFlow.

2. O requisito mínimo é de 3 mm de equivalentes de Al, o que pode ser pouco, tendo em conta que os pontos de guta-percha convencionais têm cerca de 6 mm de equivalentes de Al.

3. Existem vazios inerentes no material de obturação do núcleo radicular.

4. GuttaFlow não adere quimicamente à dentina.

5. Devido à sua viscosidade, é mais provável que seja extrudido para o tecido periapical quando colocado sob pressão.

6. GuttaFlow não apresenta ligação química à parede do canal.

1. ROEKOSEAL

O RoekoSeal (Roeko/Coltene/Whaledent, Langenau, Alemanha) é um polivinilsiloxano que é um vedante branco tipo pastel. O RoekoSeal polimeriza-se sem retração e utiliza platina como agente catalisador.

COMPOSIÇÃO

COLAR
Polidimetilsiloxano
Óleo de silicone
Parafina
Ácido hexacloreto de platina
Dióxido de zircónio

PROPRIEDADES FÍSICAS

PROPRIEDADES	VALORES
Caudal (mm)	6.31 ± 0.27
Radiopacidade (mmAl)	7.06 ± 1.37
Alteração dimensional (%)	0.356 ± 0.274

2. GUTTAFLOW

GuttaFlow (Roeko/Coltene/Whaledent) é um polivinilsiloxano com partículas de guta-percha finamente moídas adicionadas ao selante RoekoSeal. GuttaFlow também contém óleo de silicone, óleo de parafina, catalisador de platina, dióxido de zircónio, nano-prata como conservante e um agente corante. Não contém eugenol

É um sistema de enchimento de guta-percha fluido a frio para a obturação de canais radiculares. O GuttaFlow é triturado na sua cânula e injetado passivamente no canal, sendo depois utilizado com uma ou várias pontas de guta-percha. Recentemente, a formulação do cimento foi modificada e foi introduzido o GuttaFlow 2. A sua composição é basicamente a mesma do produto original, mas as partículas de nano prata foram substituídas por partículas de micro prata.

O GuttaFlow2 (Coltene Whaledent, GmBH+Co KG, Langenau, Suíça) é um sistema de obturação fluida a frio para canais radiculares que combina guta-percha em pó com um tamanho de partícula inferior a 30 mm e selante num único produto. Os 2 componentes são misturados automaticamente sem bolhas numa proporção de 4:1 na ponta de mistura do aplicador. É a primeira guta-percha fluida, não aquecida, que se expande ligeiramente em vez de encolher. É altamente biocompatível, apresentando apenas uma citotoxicidade mínima com um tempo de extração aumentado na sua forma fixa.

COMPOSIÇÃO

COLAR
Polidimetilsiloxano
Óleo de silicone
Óxido de zircónio
Guta-percha

PROPRIEDADES FÍSICAS

PROPRIEDADES	VALORES
Caudal (mm)	7.96 ± 0.29
Radiopacidade (mmAl)	4.61 ± 1.21
Solubilidade (%)	0.249 ± 0.115
Alteração dimensional (%)	1.185 ± 0.98689

GUTTAFLOW BIOSEAL

GuttaFlow bioseal (Coltène/WhaledentAG, Altstatten, Suíça) é uma nova formulação de polidimetilsiloxano-guttapercha dopado com partículas de silicato de cálcio.

COMPOSIÇÃO

COLAR
Guta-Percha em pó
Polidimetilsiloxano
Catalisador de platina
Dióxido de zircónio
Prata (conservante)
Coloração
Cerâmica de vidro bioativo

PROPRIEDADES FÍSICAS

PROPRIEDADES	VALORES
pH	8.87 ± 0.13
Radiopacidade (mmAl)	5.62 ± 0.61
Tempo de regulação (min)	45 ± 5
Solubilidade (%)	0.55 ± 0.25

PLACA A CORES N.º. 5

SELANTE À BASE DE IONÓMERO DE VIDRO

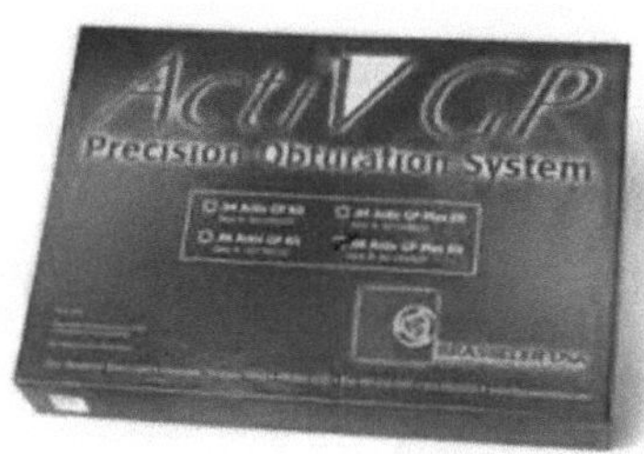

GP ACTIVO

VEDANTES À BASE DE SILICONE

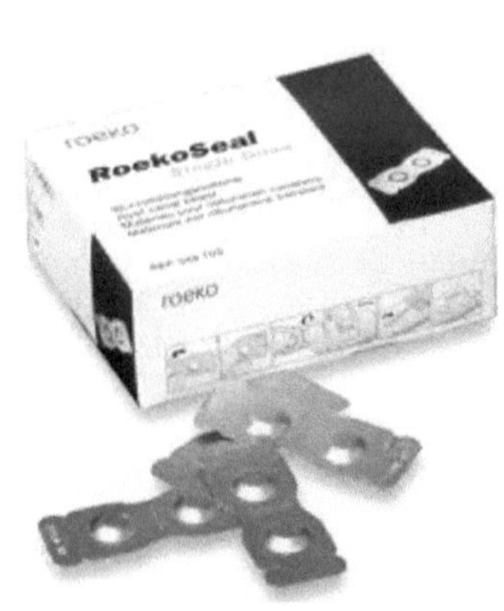

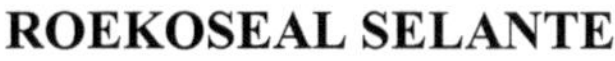

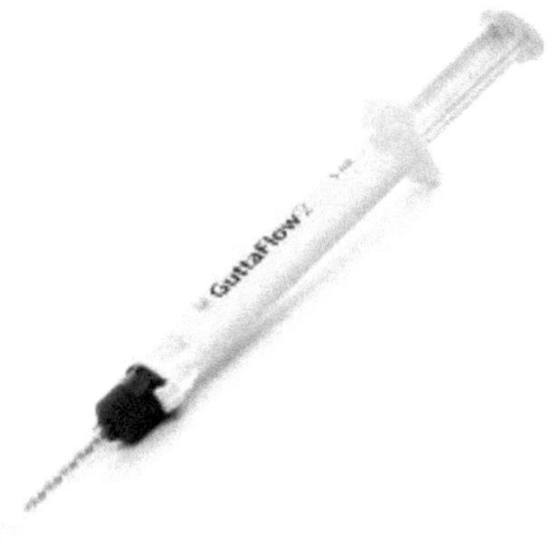

ROEKOSEAL SELANTE   **GUTTAFLOW BIOSEAL**

F. SELANTES DE SILICIATO DE CÁLCIO

Foi desenvolvida uma nova classe de materiais de obturação radicular. Os selantes endodônticos à base de silicato de cálcio têm sido considerados como uma extensão do sucesso clínico e científico do MTA.

Este tipo de selante do canal radicular é atrativo devido à bioatividade que tem sido relatada para os materiais do tipo MTA, que também são conhecidos por serem hidrofílicos. Os cimentos de silicato de cálcio incluem alguns dos mesmos compostos hidráulicos encontrados no cimento Portland, principalmente silicato tricálcico e pó de silicato dicálcico. A primeira utilização de materiais hidráulicos de silicato de cálcio em medicina dentária data de 1878, quando um alemão, o Dr. Witte, publicou um relatório de caso sobre a utilização de cimento Portland para preencher canais radiculares.

Os cimentos/vedantes de silicato tricálcico endurecem por reação com água e formam uma mistura altamente alcalina (pH de cerca de 12) constituída por uma matriz rígida de hidratos de silicato de cálcio e hidróxido de cálcio. Estes hidratos formam-se na superfície das partículas originais de silicato de cálcio e a hidratação penetra gradualmente no interior. Quando o cimento de silicato tricálcico endurece, a alteração dimensional é inferior a 0,1% de expansão. A utilização inovadora de cimentos de silicato de cálcio adaptados como selantes endodônticos foi proposta por Gandolfi et al. A razão para utilizar cimentos de silicato de cálcio como selantes endodônticos está relacionada com a sua capacidade de endurecer em condições húmidas e induzir a formação óssea. Isso se deve à capacidade desses cimentos de aumentar a expressão de genes relacionados à mineralização para COX 1, BSP.

A intenção de desenvolver selantes de silicato de cálcio é extrapolar o equilíbrio entre as propriedades biológicas, físicas e químicas do MTA para criar um selante próximo do ideal, que também poderia exibir fluxo adequado para ser usado com cones de Guttapercha e técnicas convencionais de preenchimento vertical a quente. Além disso, teoricamente, a combinação de boas propriedades de manuseamento e bioatividade teria impacto no processo de biomineralização que ocorre na interface selante-dentina. Os materiais à base de biocerâmica têm propriedades físicas, químicas e biológicas atractivas. Em geral, estes materiais são biocompatíveis, não tóxicos, não encolhem e são quimicamente estáveis no ambiente oral. Também têm a capacidade de formar hidroxiapatite durante o processo de presa e, em última análise, criar uma ligação entre a dentina e o material de obturação.

Os produtos endodônticos pré-misturados à base de silicato de cálcio foram introduzidos pelas suas vantagens biológicas, principalmente o potencial de bioatividade. A utilização de um cimento endodôntico à base de biocerâmica apresenta duas vantagens principais. Em primeiro lugar, a sua biocompatibilidade impede a rejeição pelos tecidos circundantes.186 Em segundo lugar, os materiais biocerâmicos contêm fosfato de cálcio, o que melhora as propriedades de fixação das biocerâmicas e resulta numa composição química e numa estrutura cristalina semelhantes à estrutura do dente, melhorando assim a ligação do cimento à dentina radicular.

VANTAGENS

1. o vedante Endosequence BC apresentou a maior resistência de aderência em todas as condições de humidade do que o AH Plus.

2. o MTA Fillapex não induz uma descoloração da coroa clinicamente percetível em comparação com o ZOE sealer.

3. o Endosequence BC sealer tem uma elevada biocompatibilidade, uma vez que apresenta uma menor citotoxicidade do que o AH Plus.

4.O iRoot SP é significativamente menos tóxico do que o AH Plus. O iRoot SP é biologicamente aceitável, uma vez que foi menos tóxico para os tecidos subcutâneos.

5. o Endo CPM também foi relatado como tendo uma capacidade de selamento semelhante ou melhor do que os selantes à base de resina.

6. a Endosequence BC sela melhor o canal radicular do que a AH Plus.

7.MTA Fillapex produz uma impressionante vedação hermética na qual as partículas de MTA se expandem, impedindo a microinfiltração. O MTA liberta simultaneamente iões de cálcio livres [Ca2+] para acelerar o processo de cicatrização, estimulando a regeneração dos tecidos adjacentes.

8. a Endosequence BC e a AH Plus têm uma eficácia semelhante na penetração na dentina e na eficácia do retratamento.

9.iRoot SP não é mutagénico, não provoca um potencial alergénico após múltiplas utilizações e tem uma boa tolerância pelo tecido subcutâneo.

10.O Endosequence BC Sealer é osteocondutor, tem uma radiopacidade muito boa (3,8 mm Al) e um tempo de presa de 3-4 horas.

11. a biocerâmica não encolhe após a presa. De facto, expandem-se ligeiramente após a conclusão do processo de endurecimento.

12. as biocerâmicas não provocam uma resposta inflamatória significativa se ocorrer uma obturação excessiva durante o processo de obturação.

13.O Endosequence BC Sealer tem uma fluidez notável devido à sua granulometria e hidrofilicidade (27 mm).

14. o selante biocerâmico tem maior resistência à fratura do que o selante convencional.

15. endosequence BC reduz a libertação basal do péptido relacionado com o gene da calcitonina em comparação com ZOE e AH Plus, indicando um menor potencial de dor e inflamação mutagénica.

16. A endosequência BC aumenta a diferenciação osteoblástica das células PDL e induz a remineralização da dentina.

17. quando os selantes de base biocerâmica BioAggregate ou iRoot SP são extrudidos, a dor é relativamente pequena ou totalmente ausente.

18.iRoot SP não é citotóxico para as células osteoblásticas humanas MG63 e regula positivamente os genes relacionados com a mineralização nas suas células.

19.iRoot SP induz a diferenciação osteoblástica e uma menor resposta inflamatória do que o Sealapex em células PDL.

20. O BioRoot RCS é menos tóxico para as células PDL do que o selante do canal pulpar e é bioativo.

21) O selante endósseo tem uma maior biocompatibilidade em comparação com o selante à base de resina epóxida e permite a adesão e a proliferação de células.

DESVANTAGENS

1.MTA Fillapex tem um tempo de presa reduzido, devido à presença de resina na sua composição, o que consequentemente reduz a alcalinização do meio, levando a uma menor mineralização do que outros selantes MTA.

2) A alcalinidade do MTA pode, teoricamente, enfraquecer a dentina radicular, à semelhança do que se verificou com o hidróxido de cálcio.

3. O tempo de presa e a microdureza do EndoSequence BC Sealer são afectados pelo excesso de humidade.

4. os dentes obturados com BC sealer têm mais material de obturação residual do que o AH Plus quando tratados com clorofórmio.

5. O MTA Fillapex tem efeito antibacteriano contra E. Faecalis antes da presa, mas não mantém a atividade antibacteriana após a presa, apesar do pH elevado.

As seladoras de silicato de cálcio são classificadas com base no seu modo de fornecimento.

PASTA/PASTE	PÓ/LÍQUIDO	PREMISSA
MTA Fillapex	Endo CPM	iRoot SP
	MTA Plus	Endosequência BC
	BioRoot RCS	EndoSeal MTA
	Tech Biosealer Endo	TotalFill BC
	ProRoot Endo Sealer	

1.MTA FILLAPEX

MTA Fillapex é um material de duas pastas que contém silicato de cálcio numa resina de disalicilato. O MTA Fillapex é um cimento endodôntico à base de MTA, desenvolvido pela Angelus (Londrina/Paraná/Brasil) e lançado comercialmente em 2010. Sua formulação no sistema pasta/pasta permite uma obturação completa de todo o canal radicular, incluindo canais acessórios e laterais. Este cimento possui propriedades físico-químicas adequadas, como boa radiopacidade, fluidez e pH alcalino. Oferece muitas vantagens em termos de manuseamento, propriedades de fluxo e reação de presa.

COMPOSIÇÃO

COLAR
Resina de salicilato
Diluição da resina
Resina natural
Trióxido de bismuto
Sílica nanoparticulada
MTA e pigmentos

PROPRIEDADES FÍSICAS

PROPRIEDADES	VALORES
Caudal (mm)	24. 9 ± 0.54
Espessura da película (µm)	23.92 ± 7.05
Tempo de trabalho (min)	45 ± 15
Tempo de regulação (h)	2.5 ± 0.3
Solubilidade (%)	1.10 ± 0.15
Variação dimensional (%)	-0.67 ± 0.01

INDICAÇÕES

1. Cirurgia do canal radicular.

2. Apexificação.

3. Reparação de perfurações.

4. Enchimento retrógrado.

CONTRA-INDICAÇÕES

1. Problema de hemostase.

2. Vitalidade da polpa.

3. Incapacidade de obter uma vedação correta.

2.ENDO CPM SEALER

Foi criada uma nova formulação do Endo-CPM Sealer (eGeO S.R.L., Buenos Aires, Buenos Aires, Argentina), com o objetivo de ser utilizado como selante endodôntico. O Endo-CPM Sealer tem uma composição semelhante à do MTA, mas com a adição de carbonato de cálcio para reduzir o pH após a presa para 10, limitando assim a necrose superficial do tecido adjacente e permitindo a ação da fosfatase alcalina. O Endo-CPM Sealer demonstrou ter uma radiopacidade adequada, libertação de iões hidroxilo e cálcio, atividade antimicrobiana,

biocompatibilidade (incluindo estimulação da mineralização) e ausência de
citotoxicidade para a cultura de fibroblastos.

COMPOSIÇÃO

PÓ/GEL
MTA em pó Dióxido de silício Carbonato de cálcio Óxido de bismuto Sulfato de bário Alginato de propilenoglicol Propilenoglicol Citrato de sódio Cloreto de cálcio Ingredientes activos

PROPRIEDADES FÍSICAS

PROPRIEDADES	VALORES
Caudal (mm)	21.05
Radiopacidade (mmAl)	6.0
pH	8.5
Tempo de regulação (min)	22

3. MTA PLUS

O MTA Plus (Prevest-Denpro, Jammu City, Índia) é um material à base de
silicato de cálcio que está disponível numa formulação pó-líquido. Este material
tem um tamanho de partícula mais fino do que outras versões de MTA
disponíveis no mercado (50% das partículas são mais finas do que 1 μm). É
fornecido um gel solúvel em água sem sal como veículo de mistura para
melhorar a resistência à lavagem do material.

COMPOSIÇÃO

PÓ/GEL
MTA em pó Gel à base de água

PROPRIEDADES FÍSICAS

PROPRIEDADES	VALORES
Caudal (mm)	21.75 ± 0.75
Radiopacidade (mmAl)	180.34 ± 16.85
Tempo de regulação (min)	128 ± 8.0
pH	0.29 ± 0.51
Solubilidade (%)	18.51 ± 0.72

4. BIOROOT RCS

O BioRoot RCS (Septodont, Saint-Maur-des-Fosses, França) é um selante à base de água composto por silicato tricálcico e óxido de zircónio. O BioRoot RCS liberta hidróxido de cálcio após a presa. O BioRoot RCS lixivia elevados níveis de cálcio, apresentando o dobro da lixiviação de iões de cálcio. Também forma uma fase de fosfato de cálcio quando em contacto com uma solução fisiológica. Este selante deve ser utilizado com uma técnica de obturação de cone único em vez de compactação vertical a quente porque as propriedades do selante são alteradas quando aquecido.

COMPOSIÇÃO

PÓ	LÍQUIDO
Óxido de zircónio Silicato tricálcico Excipientes	Cloreto de cálcio Excipientes

PROPRIEDADES FÍSICAS

PROPRIEDADES	VALORES
Tempo de regulação (min)	27.4 ± 2.8
Caudal (mm)	16 ± 1.6
Espessura da película (mm)	52 ± 17
Radiopacidade (mm Al)	8.3 ± 0.99
pH	12.7 ± 0.1

5.TECH BIOSEALER ENDO

O Tech Biosealer Endo (Isasan, Como, Itália) é um novo cimento endodôntico que contém silicato de cálcio. Os cimentos MTA de silicato de cálcio são materiais endodônticos que têm recebido cada vez mais atenção devido à sua elevada compatibilidade biológica e à resposta biológica favorável obtida em testes laboratoriais e aplicações clínicas. De acordo com o fabricante, o Tech Bio sealer Endo tem uma elevada atividade antibacteriana, uma biocompatibilidade perfeita, um excelente selamento apical e radiopacidade como material de obturação do canal radicular.

COMPOSIÇÃO

PÓ	LÍQUIDO
Sulfato de cálcio hemihidratado Cloreto de cálcio Óxido de bismuto Flouride de sódio de Montmorillonite	Fosfato de Dulbecco

PROPRIEDADES FÍSICAS

PROPRIEDADES	VALORES
Tempo de regulação (min)	77
pH	7.75 ± 0.32
Solubilidade (%)	14.93 ± 1.5

6. PROROOT ENDO SEALER

O ProRoot Endo Sealer (Dentsply Tulsa Dental Specialties, Tulsa, OK, EUA) é um selante endodôntico experimental à base de silicato de cálcio que foi concebido para ser utilizado em conjunto com um material de obturação radicular nas técnicas de obturação lateral a frio, vertical a quente ou à base de suporte. À semelhança de outros biomateriais contendo silicato tricálcico e silicato dicálcico, o cimento produz hidróxido de cálcio em reação com a água. Prevê-se também que a libertação de iões de cálcio e de hidroxilo do cimento obturador resulte na formação de apatites à medida que o material entra em contacto com fluidos contendo fosfato através da transformação espontânea das fases iniciais de fosfato de cálcio amorfo.

COMPOSIÇÃO

PÓ	LÍQUIDO
Silicato tricálcico Silicato dicálcico Sulfato de cálcio Óxido de bismuto Aluminato tricálcico	Polímero solúvel em água

PROPRIEDADES FÍSICAS

PROPRIEDADES	VALORES
Caudal (mm)	29.1 ± 0.3
Tempo de funcionamento (min)	65
Tempo de regulação (horas)	9
Estabilidade dimensional (%)	-0.02 ± 0.03
Solubilidade (% em peso)	4.6 ± 0.6
Espessura da película (μm)	32 ± 10
Radiopacidade (mm Al)	6 ± 0.5
Resistência à compressão (MPa)	32.1 ± 2.6

INDICAÇÕES

1. Enchimento retrógrado.

2. Enchimento da extremidade da raiz.

3. Reparação de perfurações.

4. Apexificação.

5. Pulpotomia.

CONTRA-INDICAÇÕES

1. Lesões periapicais de grandes dimensões.

2. Cáries profundas.

3. Canais extremamente estreitos.

4. Dentes imaturos com ápices abertos.

7.iROOT SP

O iRoot SP é um novo selante biocerâmico injetável pré-misturado. O iRoot SP é um material biocerâmico revolucionário e da próxima geração, de fácil utilização, altamente biocompatível, não tóxico, isento de alumínio, antibacteriano, hidrofílico e com excelentes propriedades seladoras. De acordo com o fabricante, este selante é um material à base de silicato de cálcio hidrofílico, sem alumínio, composto por fosfato de cálcio, hidróxido de cálcio, óxido de zircónio e um agente espessante.

COMPOSIÇÃO

COLAR
Óxido de zircónio
Silicatos de cálcio
Fosfato de cálcio
Hidróxido de cálcio
Enchimento
Agentes espessantes

8. ENDOSEQUÊNCIA BC

O Endosequence BC Sealer (Brasseler USA, Savannah, GA) é um selante endodôntico biocerâmico pré-misturado que apresenta na sua composição. Utiliza a humidade naturalmente presente nos túbulos dentinários para iniciar a sua reação de presa. O BC Sealer é anti-bacteriano durante a presa devido ao seu pH altamente alcalino e, ao contrário dos selantes tradicionais, apresenta uma contração absolutamente nula.

COMPOSIÇÃO

PASTA ÚNICA
Óxido de zircónio
Silicatos de cálcio
Fosfato de cálcio monobásico (CaH4P2O8)
Hidróxido de cálcio
Enchimento
Agentes espessantes

PROPRIEDADES FÍSICAS

PROPRIEDADES	VALORES
Caudal (mm)	23.1 ± 0.69
Espessura da película (μm)	22 ± 4.58
Tempo de trabalho (min)	>1440
Tempo de regulação (h)	2.7 ± 0.3
Solubilidade (%)	2.9 ± 0.5
Variação dimensional (%)	0.087 ± 0.04

9. MTA ENDOSEAL

O EndoSeal MTA (Maruchi, Wonju, Coreia), um selante de MTA à base de pozolana, foi recentemente introduzido. Consiste num material pré-misturado e pré-carregado confinado numa seringa hermética que permite a sua aplicação direta nos canais radiculares. Durante a injeção, o EndoSeal absorve a humidade ambiental do ar atmosférico e endurece sem necessidade de mistura prévia de pó/líquido ou base/catalisador. Este selante contém cimento pozolânico, que adquire propriedades cimentícias após a reação pozolânica com hidróxido de cálcio e água, permitindo um fluxo eficiente do substrato pré-misturado com uma consistência de trabalho adequada e um tempo de presa reduzido. A incorporação de cimento pozolânico de partículas pequenas, que é um agregado mineral com hidratação aquosa de silicato de cálcio, resultou num MTA de endurecimento rápido sem a adição de um acelerador químico.

COMPOSIÇÃO

COLAR
Silicato de cálcio
Aluminato de cálcio
Aluminoferrite de cálcio
Sulfatos de cálcio
Radiopacificador
Agentes espessantes

PROPRIEDADES FÍSICAS

PROPRIEDADES	VALORES
Caudal (mm)	20.21 ± 1.57
Tempo de regulação (min)	1223.4 ± 156.3
Radiopacidade (mm Al)	9.50 ± 0.84
Estabilidade dimensional (%)	0.21 ± 0.31
Ph	11.29 ± 0.07

INDICAÇÕES

Selagem de canais radiculares: O EndoSeal MTA é normalmente utilizado para selar os canais radiculares, uma vez que tem uma boa capacidade de selagem e é biocompatível.

Apexificação: O EndoSeal MTA pode ser utilizado para formar uma barreira apical nos casos em que o ápice da raiz não está completamente formado, prevenindo mais infecções ou inflamações.

Capeamento da polpa: O EndoSeal MTA pode ser utilizado para o capeamento da polpa para encorajar a formação de nova dentina e proteger a polpa de mais danos.

Reparação de perfurações: O EndoSeal MTA pode ser utilizado para reparar perfurações na raiz ou na câmara pulpar.

DESVANTAGENS

1. Mais caro em comparação com outros tipos de selantes de canais radiculares.

2. Tem um tempo de presa mais longo em comparação com outros tipos de selantes de canais radiculares.

3. Sensibilidade da técnica.

4. Devido à sua consistência pegajosa e viscosa, é difícil de manusear e manipular durante o tratamento do canal radicular.

INDICAÇÕES

1. Utilizado como material de enchimento permanente em tratamentos de canais radiculares.

2. Cirurgia apical.

3. Encerramento da pasta.

4. O Endoseal BC Sealer pode ser utilizado para reparar perfurações radiculares causadas por traumatismos ou danos iatrogénicos durante o tratamento do canal radicular.

5. Pode ser utilizado para preencher lacunas ou espaços vazios deixados após a remoção de materiais de obturação de canais radiculares anteriores durante o retratamento.

CONTRA-INDICAÇÕES

1. Isolamento inadequado.

2. Limpeza e moldagem inadequadas.

3. Infeção ativa.

4. Alergias.

5. Reabsorção.

10. ENDOSEAL BC SEALER

Baseado em silicato de cálcio, o Endosequence BC Sealer (BCS), é um material radiopaco, insolúvel e isento de alumínio que necessita da presença de água para fixar e endurecer a obturação e o selamento. É um material injetável pré-misturado pronto a usar que foi desenvolvido para o canal radicular para utilização na técnica de cone único e condensação lateral. Tempo de trabalho - mais de 4 horas à temperatura ambiente. O tempo de presa é de 4 horas. No entanto, o tempo de presa pode ser superior a 10 horas em canais radiculares muito secos.

VANTAGENS

1. O Endoseal BC Sealer tem excelentes propriedades antibacterianas, o que ajuda a reduzir o risco de infeção.

2. Biocompatível.

3. O Endoseal BC Sealer tem uma forte propriedade adesiva - cria uma selagem estanque entre o selante e as paredes do canal radicular, impedindo qualquer fuga.

4. O Endoseal BC Sealer é autocondicionante, não necessitando de calor ou luz adicional para secar.

5. Fácil de utilizar.

6. Radiopacidade.

7. A sua durabilidade é excelente.

11.TOTALFILL BC

O TotalFill BC Sealer (FKG Dentaire SA, La Chaux-de-Fonds, Suíça) é uma pasta de cimento biocerâmico injetável, pré-misturada e pronta a usar, desenvolvida para aplicações de obturação e selagem de canais radiculares permanentes. Trata-se de um material insolúvel, radiopaco e isento de alumínio, baseado numa composição de silicato de cálcio, que requer a presença de água para assentar e endurecer. O TotalFill BC Sealer não encolhe durante a presa e apresenta excelentes propriedades físicas.

COMPOSIÇÃO

COLAR
Óxido de zircónio
Silicato tricálcico
Hidróxido de cálcio
Silicato dicálcico
Fosfato de cálcio
Monobásico ,
Agentes espessantes e agentes de enchimento

<u>**PLACA A CORES N.º 6**</u>

SELANTES À BASE DE SELICATO DE CÁLCIO

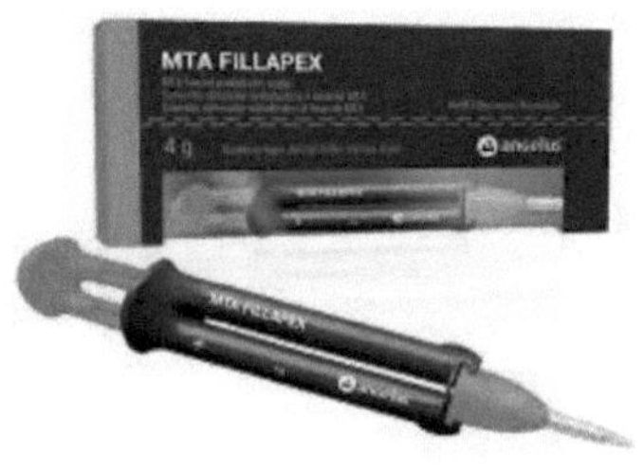

MTA FILLAPEX

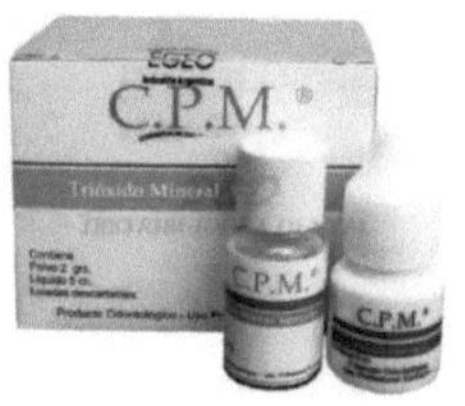

SELADOR C.P.M

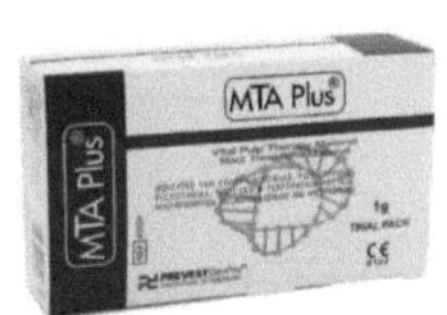

MTA PLUS

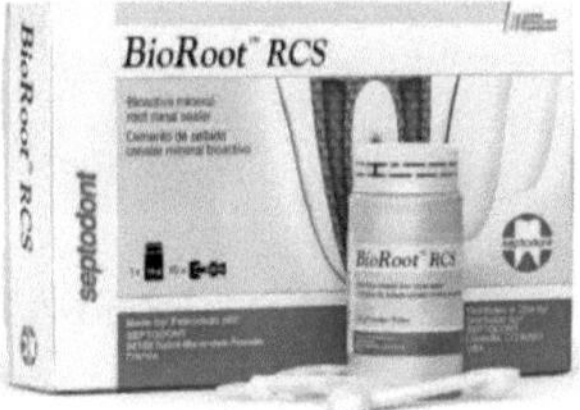

BIOROOT RCS

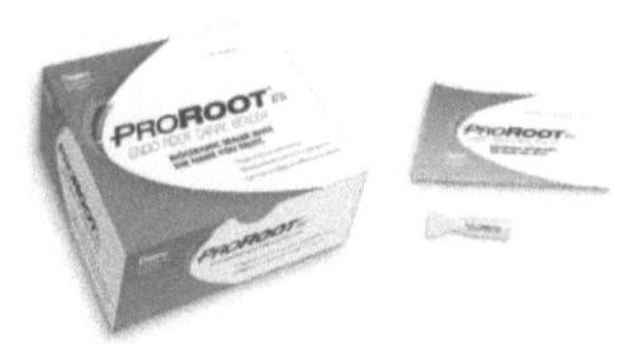

SELADOR DE RAÍZES

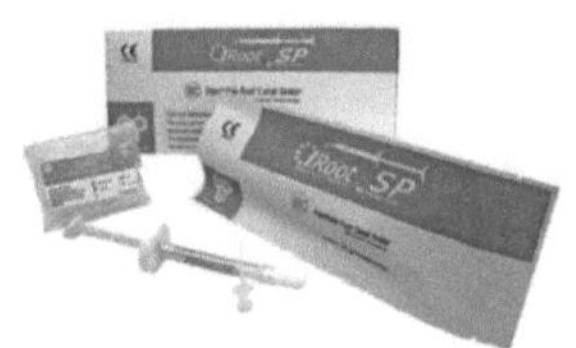

IROOT SP

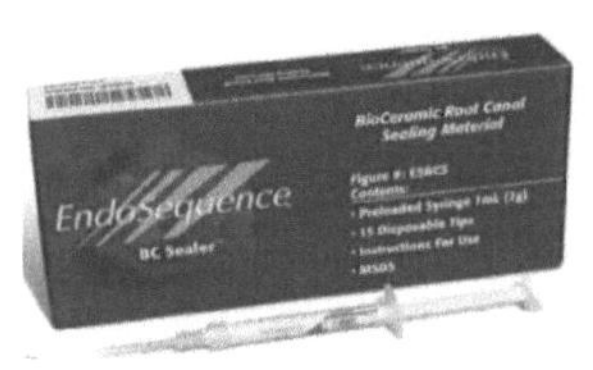 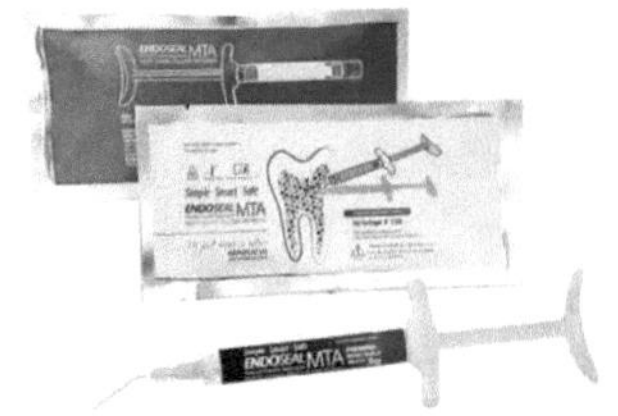

ENDOSEQUENCE BC SEALER ENDOSEAL MTA

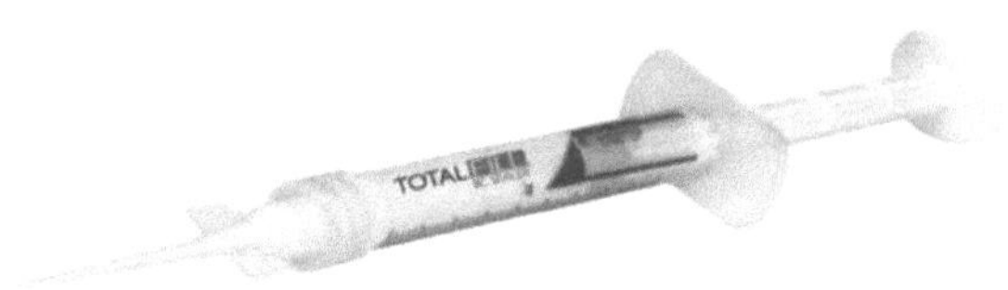

SELANTE TOTAL BC

G. SELANTES DE FOSFATO DE CÁLCIO

O cimento de fosfato de cálcio tem uma elevada biocompatibilidade devido à sua composição, quase idêntica à do mineral do dente e do osso. A sua elevada biocompatibilidade torna o material útil em aplicações em que o cimento está em contacto com os tecidos vitais. Por isso, tem sido sugerido como um material útil para a terapia endodôntica.

VANTAGENS

1. CAPSEAL I e II apresentam menor citotoxicidade e mediadores inflamatórios em comparação com outros

e têm o potencial de promover a regeneração óssea como selantes de canais radiculares.

2. CAPSEAL I e II facilitam a cicatrização periapical dentoalveolar e alveolar, controlando

mediadores celulares das células PDL e diferenciação osteoblástica das células precursoras.

3. Os selantes CAPSEAL I e II foram bem adaptados à parede do canal e infiltrados na dentina

túbulos.

4. CAPSEAL I e II facilitam a cicatrização periapical dentoalveolar e alveolar, controlando

mediadores celulares das células PDL e diferenciação osteoblástica das células precursoras.

CAPSEAL I & II

É um selador de canais radiculares à base de fosfato de cálcio composto por uma mistura de fosfato tetracálcico, fosfato dicálcico di-hidratado e óxido de zircónio como fase sólida e tampão de fosfato de sódio como fase líquida, em conformidade com a norma ISO-6876 (Organização Internacional de Normalização) aplicável aos materiais de selagem de canais radiculares dentários.

COMPOSIÇÃO

PÓ	LÍQUIDO
Fosfato tetracálcico e fosfato dicálcico di-hidratado Cimento Portland Óxido de zircónio Outros	Solução de fosfato de sódio

H. SELANTES DE BASE SOLVENTE

A utilização de selantes à base de clorofórmio ou de solventes foi popularizada por Johnston e Callahan. A técnica ainda hoje é praticada com vários tipos de selantes à base de clorofórmio, incluindo a cloropercha e a Kloropercha N-Ø. As partículas de guta-percha são adicionadas ao clorofórmio para produzir um vedante, que tem a mesma cor que a guta-percha. A mistura pode então ser utilizada como selante com pontas de guta-percha para a obturação do canal. As técnicas com solvente clorofórmio apresentam uma maior contração, o que se traduz frequentemente em fugas, uma vez que o material se afasta das paredes do canal à medida que encolhe, criando espaços vazios através dos quais podem ocorrer fugas.

1. CLORORASINA

A condensação lateral de clororosina utiliza 5% a 8% de colofónia em clorofórmio, o que deixa um resíduo muito adesivo.

2.CHLOROPERCHA

A cloropercha é uma guta-percha branca com clorofórmio e não tem propriedades adesivas.

3.KLOROPERCHA

O Kloropercha N-Ø contém resina adicional, além de bálsamo do Canadá, que acrescenta propriedades adesivas ao material.

I. À BASE DE PARAFORMALDEÍDO

PASTA DE RIEBLER

Powder	Liquid
Zn oxide	Formaldehyde
Formaldehyde	Sulfuric acid
Barium sulfate	Ammonia
Phenol	Glycerine

N2

- Introduzido por Sargenti e Ritcher em 1961.

- N2 refere-se ao chamado segundo nervo.

Inicialmente, estavam disponíveis 2 tipos diferentes de vedantes de N2:

- N2-Normal - Utilizado para obturação de raízes.

- N2-Apical - Utilizado para medicação anti-séptica do canal.

- Recentemente, foi introduzido o N2-"Universal", um cimento que contém as caraterísticas do N2-Normal e do N2-Apical. A fórmula foi alterada com a remoção da hidrocortizona, da prednisolona e do sulfato de bário

Composição de N2-Universal

Powder		Liquid
Zinc oxide	**68.51g**	Eugenol
Lead tetroxide	**12g**	Cleum Rosea
Paraformaldehyde	4.7	Cleum Lavandular
Bismuth subcarbonate	2.60g	
Bismuth subnitrate	3.7g	
Titanium dioxide	8.4g	
Phenyl mercuric borate	0.09 g	

Toxicidade

- O grau de irritação é grave quando o enchimento excessivo com N2 é forçado para dentro do seio maxilar ou do canal mandibular, observando-se uma parestesia persistente.

O nível de chumbo no sangue aumenta após a inserção de uma obturação radicular.

Eficácia dos vedantes

- O selamento apical com N2 é melhor quando comparado com procosol, nogenol, tubliseal e diaket

SPAD

- Enchimento e selante radioopaco não irritante numa única visita.

- Trata-se de uma resina de formaldeído resorcinal fornecida em pó e em dois líquidos

Composição

Powder		Liquid (Clear)	
ZnO	72.9g	Formaldehyde	57.0g
Barium sulfate	**13.0g**	Glycerine	13.0g
Titanium dioxide	6.30g		
Paraformaldehyde	4.70	**Liquid (Red)**	
Hydrocortizone acetate	2.00g	Glycerine	55g
Calcium hydroxide	0.44g	Resorcinal	25g
Phenyl mercuric borate	0.16g	Hydrocloric acid	20g

Manipulação

- Misturam-se partes iguais dos dois líquidos com o pó. A reação essencial para formar a resina é entre o resorcinal e o formaldeído.

- O tempo de regulação do SPAD é de 24 horas.

Indicações

- Pulpotomias em dentes decíduos e permanentes.

- Para o tratamento da infeção endo-aguda.

- Dentes com áreas periapicais.

AVALIAÇÃO E COMPARAÇÃO DE SELANTES ENDODÔNTICOS

As propriedades físicas e químicas têm um papel importante na capacidade de selagem do espaço endodôntico e na estimulação dos processos periapicais de cicatrização.

A. TAXA DE FLUXO

O fluxo é a capacidade de um cimento obturador penetrar nas irregularidades e nos canais acessórios do sistema de canais radiculares, e é considerado uma propriedade muito importante. O fluxo do cimento obturador endodôntico é afetado pela sua viscosidade, temperatura e humidade. Também depende da forma, largura e conicidade do canal radicular. Uma capacidade de escoamento adequada permite a obturação de irregularidades; um escoamento elevado pode resultar em extrusão apical, levando à lesão dos tecidos periapicais devido à citotoxicidade dos cimentos. Um fluxo aceitável dentro do tempo de trabalho é importante para qualquer cimento endodôntico alcançar e selar o forame apical e as irregularidades da parede dentinária lateral. De acordo com a especificação NO, 57 da ADA, o fluxo mínimo de um cimento para canal radicular deve ser $\geq$ 20 mm. As propriedades físicas e químicas que influenciam o caudal são a composição, o tamanho das partículas, a taxa de cisalhamento, a temperatura, a tensão superficial e o tempo de mistura. O tamanho da partícula desempenha um papel fundamental nas caraterísticas de fluxo de um vedante. É inversamente proporcional ao caudal. Se for menor, então existem irregularidades não preenchidas na parede do canal radicular e entre o material do núcleo e a parede do canal radicular; taxas de fluxo mais elevadas podem levar à extrusão do cimento a partir do forame apical, sendo ambas as situações indesejáveis para o sucesso do tratamento do canal radicular. Por isso, é preferível um fluxo moderado de cimento.

B. ESPESSURA DO FILME

A espessura da película do cimento vedante é influenciada pela viscosidade e pelo tamanho das partículas de enchimento do vedante. De acordo com o requisito ISO 6876-2001 ADA 57, a espessura da película de um selante deve ser inferior a 50µm. Os selantes com uma espessura de película mais fina devem ser utilizados com guta-percha. A espessura mínima do selante, que conduz a menos espaços vazios, é uma boa medida da capacidade de selagem a longo prazo. Por exemplo, quando a espessura da película de um cimento ou o tamanho das partículas é superior ao espaço entre a dentina e a guta-percha, pode causar uma deslocação desfavorável do cimento que afecta negativamente a firmeza da obturação radicular.

C. TEMPO DE REGULAÇÃO

Um cimento endodôntico ideal deve proporcionar um tempo de presa adequado para assegurar um tempo de trabalho suficiente e uma consistência correta que permita a obturação completa do sistema de canais radiculares. O tempo de presa depende dos componentes constituintes, do tamanho das suas partículas, da temperatura ambiente e da humidade relativa. Não existe um tempo de presa padrão estipulado para os cimentos, mas a vantagem clínica exige que seja suficientemente longo para permitir a colocação e o ajuste da obturação do núcleo radicular, quando necessário. Se o tempo de presa for demasiado rápido, o ajuste e a condensação da obturação serão difíceis. A presa lenta interfere com os procedimentos de restauro pós-endodôntico e a irritação dos tecidos pode ser pronunciada, uma vez que a maioria dos cimentos para canais radiculares é tóxica antes e não depois da presa.

D. SOLUBILIDADE

De acordo com a especificação 57 da ANSI/ADA, a solubilidade de um cimento endodôntico não deve exceder 3% em massa. Um cimento endodôntico altamente solúvel permitiria invariavelmente a formação de lacunas no interior e entre o material e a dentina radicular, proporcionando assim vias de fuga da cavidade oral e dos tecidos periapicais. A baixa solubilidade retarda a dissolução do cimento obturador e prolonga a sua integridade, resistência mecânica e ação seladora. Embora a solubilidade seja essencial para a obturação permanente, é indesejável porque o processo de dissolução pode fazer com que o cimento obturador liberte componentes que podem ser biologicamente incompatíveis. A solubilidade dos selantes não constitui um problema clínico, uma vez que os selantes raramente são utilizados sem pontos de obturação. Os materiais com maior solubilidade podem libertar irritantes e aumentar o risco de fuga e colonização bacteriana.

E. FORÇA DE LIGAÇÃO

A resistência de união dos cimentos endodônticos à dentina é uma propriedade importante, pois minimiza o risco de descolamento da obturação da dentina durante os procedimentos restauradores ou a função mastigatória, assegurando a manutenção do selamento e, consequentemente, levando ao sucesso clínico do tratamento do canal radicular. A adesão mecânica proporcionada pelos materiais de obturação no interior das irregularidades do canal radicular e dos túbulos dentinários também pode contribuir para a resistência de união do material de obturação.

F. DESCOLORAÇÃO

A descoloração dentária induzida pelo cimento, após o tratamento endodôntico, é um achado comum que prejudica o resultado estético. Esta descoloração é consequência dos compostos do cimento que se difundem nos túbulos dentinários durante ou após a sua aplicação. Certos compostos, como o eugenol, o fenol e os aditivos de prata, podem ser a causa da descoloração coronal. O branqueamento de dentes descolorados iatrogenicamente é mais difícil, demorado e menos eficaz do que o branqueamento de dentes descolorados por trauma. Uma das principais causas da descoloração dos dentes pode ser a presença de restos de cimento endodôntico na câmara pulpar.

G.alterações de pH

O pH dos selantes varia de acordo com os vários componentes e produtos da sua reação de presa. As alterações de pH dos selantes podem desempenhar um papel na cicatrização, porque o pH está associado a efeitos antimicrobianos e à deposição de tecido mineralizado. As alterações de pH têm um impacto nos seus comportamentos clínicos, biológicos e antibacterianos. Um pH fortemente alcalino pode encorajar um tempo de presa prolongado, o que aumenta um efeito antibacteriano duradouro e elimina os micróbios residuais que sobrevivem na parede dentinária. O pH alcalino está intimamente relacionado com o aumento da libertação de iões hidroxilo e cálcio após a obturação do canal radicular, que inibe o crescimento de micróbios residuais, o que melhora a cicatrização da patose periapical.

H.RESISTÊNCIA À FRACTURA

O aumento da suscetibilidade à fratura vertical dos dentes tratados endodonticamente é atribuído principalmente à perda excessiva de estrutura dentária devido a cáries ou traumatismos, à preparação da cavidade de acesso, à instrumentação e irrigação do canal radicular, à pressão aplicada durante a obturação do canal radicular e à preparação do espaço intra-radicular. Os selantes do canal radicular devem aderir fortemente à dentina. Uma maior adesividade à dentina pode levar a uma maior resistência dos dentes restaurados, o que pode proporcionar maior resistência à fratura dentária e longevidade clínica de um dente tratado endodonticamente, diminuindo assim as hipóteses de insucesso endodôntico.

I. ALTERAÇÕES DIMENSIONAIS

As alterações dimensionais dos cimentos endodônticos podem introduzir lacunas e canais ao longo da interface cimento/dentina ou cimento/guta-percha, canais esses que podem ser suficientemente grandes para permitir a passagem de microrganismos ao longo dos espaços. A estabilidade dimensional é relevante para a função adequada da obturação do canal radicular. Foi introduzida como um requisito no Projeto de Norma Internacional (DIS) para os materiais de obturação radicular. A expansão linear não deve ser superior a 0,1% ou a contração não deve ser superior a 1%.

J. FUGAS

Um dos principais objectivos da terapêutica endodôntica é a obtenção de um selamento completo que impeça a fuga bacteriana e uma maior recontaminação das paredes do canal radicular em todo o sistema de canais radiculares, especialmente na região apical. Independentemente dos recursos utilizados para a desinfeção completa do interior do sistema de canais radiculares, para garantir o sucesso, os materiais e procedimentos de obturação dos canais radiculares devem proporcionar um selamento resistente. Idealmente, o selante do canal radicular deve ser capaz de produzir uma ligação entre o material do núcleo e a dentina da raiz, impedindo efetivamente a fuga.

K.RETREATAMENTO

Na maioria dos casos, os microrganismos que sobrevivem aos procedimentos de tratamento endodôntico podem penetrar no canal radicular através de vazamento coronal, induzindo assim falhas no tratamento. Por conseguinte, nestes casos, é necessário um retratamento endodôntico não cirúrgico para restaurar a saúde dos tecidos periapicais. O retratamento consiste na remoção do material de obturação existente para permitir a desinfeção do sistema de canais radiculares, de modo a proporcionar um ambiente satisfatório para a cicatrização perirradicular. No entanto, a miríade de técnicas de retratamento e de estudos encontra consistentemente uma obturação residual do canal radicular após a remoção ser efectuada. A remoção do material de obturação dos sistemas de canais radiculares é necessária porque este material pode potencialmente causar uma barreira mecânica que impede o contacto das soluções de irrigação e dos pensos intracanais com as paredes do canal radicular. Além disso, pode haver bactérias presentes nestas áreas que podem ser responsáveis pela patose pós-tratamento.

L. TOLERÂNCIA DOS TECIDOS

A reação do tecido periapical após o tratamento do canal radicular e/ou a obturação pode ser influenciada por vários factores, incluindo a doença pré-existente, a eliminação do tecido pulpar, a moldagem e a limpeza do sistema de canais radiculares, a infeção bacteriana, a técnica de obturação e a natureza química

do vedante.

M.   ACTIVIDADE ANTIBACTERIANA

O sucesso do tratamento endodôntico depende principalmente da eliminação dos microrganismos infectantes. Isto é conseguido através da preparação quimio-mecânica dos canais radiculares e deixando pensos antimicrobianos no canal radicular entre as consultas. No entanto, os microrganismos podem ainda sobreviver a estes desafios. Por conseguinte, são desejados cimentos endodônticos com uma boa atividade antimicrobiana para sepultar e matar os microrganismos sobreviventes. Os cimentos endodônticos atualmente utilizados contêm muitos agentes antimicrobianos diferentes.

N. BIOCOMPATIBILIDADE

A biocompatibilidade dos cimentos endodônticos é importante devido ao contacto prolongado dos seus eluatos e/ou produtos de degradação com os tecidos periapicais. A composição dos cimentos endodônticos desempenha um papel importante na sua biocompatibilidade.

<u>QUADRO N.º 2</u>

Tipo de vedante	Caudal	Espessura da película	Tempo de definição	Solubilidade	Resistência da ligação
Zing Oxide Eugeol Sealers	Endofill > Endomethasoe N	Tubliseal EWT > Selante de Grossman	Tubliseal EWT > Roth	Endofill > MTA Fillapex	Endofill>AH Plus
Selantes de hidróxido de cálcio	Apexit > Tubliseal EWT	Apexit< Tubliseal EWT<AH Plus	Sealapex>CR CS>Apexit	Acroseal<Tu bliseal EWT	
Selantes de resina	1.AH Plus >GuttaFlow> CRCS 2.Epiphany >AH Plus> GuttaFlow 3.Hybrid Root SEAL>AH Plus> Epifania SE	AH Plus < ThermaSeal< BC sealer < MTA Fillapex	AH Plus > Hybrid Root SEAL > Epiphany SE.	1.AHPlus> Tubliseal> Acroseal> RealSeal 2.AH Plus = Dia-Proseal> ADseal	1.AHPlus>En do encher> MTA Fillapex 2.AHPlus>Epi phany>EndoR EZ 3. epifania> Dorifill>MTA Fillapex 4.AHPlus>M TA Fillapex & iRoot SP
Selantes de ionómero de vidro	Ketac Endo <Apexit	Ketac Endo >Apexit> Grossman's Sealer> Tubliseal	Ketac Endo <Tubliseal EWT< AH Plus <Roth	Ketac Endo <AH Plus <Epifania	Ketac Endo <AH Plus
Selantes de silicone	1.GuttaFlow 2<MTA Fillapex< AH Plus 3.GuttaFlow<Th ermaseal< AHPlus < Endosequência BC<MTA Fillapex	GuttaFlow< Thermaseal< AH Plus <MTA Fillapex< Endosequência BC		GuttaFLow> Thermaseal	

Selantes de silicato de cálcio	1.BioRoot RCS>Bio MM 2.MTA Fillapex> EndoSeal MTA> Endosequence BC 3. MTA Fillapex> Endosequence BC>AH Plus> Thermaseal> GuttaFlow 4.MTA Fillapex>AH Plus	1.Bio MM > BioRoot RCS 2.MTA Fillapex>Endos equence BC>AH Plus> Thermaseal> Fluxo de guta	1.Bio MM > BioRoot RCS 2.EndoSeal MTA>AH Plus 3.Endosesuên cia BC>MTA Fillapex	MTA Fillapex, Endosequen ce BC sealer> Pulp Canal Sealer, AH Plus, Gutta flow, Therma seal	Endosequênci a>MM Seal>Hybrid oot SEAL>MTA Fillapex iRoot SP & MTA Fillapex> AH Plus

<u>QUADRO NO. 3</u>

Tipo de vedante	Descoloração	pH	Alteração dimensional	Resistência à fratura	Fugas
Selantes de óxido de zinco com eugenol	Dorifill>AH 26	Endometasona Endo Fill Grossman's Sealer > ZnO-NP		Tubliseal>Seal apex>AH 26	
Selantes de hidróxido de cálcio	Apexit Plus > AH Plus	Sealapex>Epifania >Activ GP	Apexit Plus > AH plus		
Selantes de resina		AH Plus>MTA Fillapex	AD Seal > Radic-Sealer > AH Plus > EndoSeal MTA	AH Plus>ZnO RealSeal>Ah 26>Vedante de ZnO Epifania SE> Tubliseal EWT	AH Plus>
Selantes de ionómero de vidro				Cetac- Endo>Acroseal	
Selantes de silicone	GuttaFlow > AH 26 > Epifania		GuttaFlow > AH Plus		
Selantes de silicato de cálcio	MTA Fillapex>Roth	BioRoot RCS > Bio MM	1.Endoseque nce BC > MTA Fillapex 2.MTA Fillapex>A H Plus	MTA Fillapex>iRoot SP	

<h1 style="text-align:center"><u>QUADRO NO. 4</u></h1>

Tipo de vedante	Retirada	Tolerância dos tecidos	Atividade antibacteriana	Biocompatibilidade
Selantes de óxido de zinco com eugenol		Grossman's , Tubli-Seal, Endo-Fill > AH 26, Diaket, Wach's sealer	Canal de enchimento > Sealapex > Selante 26 > Apexit > AH Plus	
Selantes de hidróxido de cálcio		CRCS > Sealapex > AH 26	Variável Sealapex>Acroseal	Variável de citotoxicidade
Selantes à base de resina		EndoREZ RealSeal > Selante de canal de polpa	Acroseal > Epifania, AH 26 > ZOE >Apexit AH Plus	AH Plus>MTA Fillapex & Endofill
Selantes de silicone		Roekoseal > AH Plus		GuttaFlow Bioseal & GuttaFlow> MTA Fillapex & AH Plus Roekoseal> AH Plus> EndoRez
Selantes de silicato de cálcio	Endosequence > AH Plus MTA Fillapex > MTA Plus	Endoseal > AH Plus	iRoot SP > EndoREZ > Apexit plus	Totalfill BC>AH Plus & MTA Fillapex, Fillapex ARS, iRoot SP>Sealapex MTA Fillapex>AH Plus

SELECÇÃO DE SELANTES ENDODÔNTICOS

TIPO DE VEDANTE	UTILIZAÇÕES
VEDANTES DE ÓXIDO DE ZINCO	**1. PULP CANAL SEALER** é uma formulação não tóxica, radiopaca e não irritante que apresenta um tempo de trabalho superior a 6 horas na almofada. **2. O TUBLI-SEAL** é um vedante radiopaco de cor clara, que não escurece. **3. A ENDOMETASONA N** é radiopaca para facilitar o acompanhamento a curto e longo prazo e tem melhores propriedades anti-sépticas e anti-inflamatórias para reduzir as crises pós-operatórias. **4.ENDOFILL** tem uma ação anti-inflamatória, anti-séptica e germicida. **5.NOGENOL** oferece um tempo de trabalho alargado para dentes multirradiculares, mas fixa-se rapidamente na boca e apresenta uma excelente biocompatibilidade.
SELANTES DE HIDRÓXIDO DE CÁLCIO	**1. o CRCS** é mais estável em termos dimensionais, adere à dentina, é menos solúvel, biocompatível e é insuperável em termos de excelência de selagem. **2.SEALAPEX** produz uma rápida cicatrização e formação de tecido duro. **3.APEXIT/APEXIT PLUS** tem uma excelente tolerância tecidular e uma selagem duradoura do canal radicular devido à ligeira expansão da presa. A sua composição de fácil escoamento permite que o material se adapte bem mesmo a canais morfologicamente complicados. Tem um tempo de trabalho mais longo. **4.VITAPEX** tem uma excelente acessibilidade ao ápice e promove a apexificação e a apexogénese. Tem uma melhor radiopacidade e excelentes propriedades antibacterianas e bacteriostáticas. **5.ACROSEAL** adere às paredes do canal e às pontas de guta percha para uma excelente selagem dos canais radiculares. A matriz epóxi avançada contendo hidróxido de cálcio ajuda a melhorar a cicatrização periapical. A solubilidade zero em água minimiza o risco de falhas no tratamento do canal radicular. **6. o DIA-PASTE** é solúvel em água, pelo que é fácil de limpar e remover. É também radiopaca e antibacteriana. **7.DIAPEX** estimula a formação de tecido duro e a apexificação.
VEDANTES DE RESINA	**1.AH PLUS** consegue uma vedação estanque devido às suas propriedades auto-adesivas e estabilidade dimensional. É biocompatível e apresenta propriedades anti-microbianas moderadas, pelo que tem o potencial de reduzir significativamente a carga de germes no canal. É uma boa escolha de selante para utilização com os obturadores ProTaper Thermafil, uma vez que a reação de presa não é afetada negativamente pela obturação termoplástica. **2.EZ FILL** reveste as paredes do canal radicular e dos canais laterais sem que um volume significativo de cimento seja forçado

	apicalmente. **3.MM-SEAL** proporciona uma vedação hermética e penetra nos canais laterais mais pequenos. O não mancha os dentes e é radiopaco. Tem baixa solubilidade nos tecidos moles e boa tolerância apical. **4. ADSEAL** tem excelentes propriedades de vedação e biocompatibilidade. **5.DIAPROSEAL** tem excelentes caraterísticas de fluxo. **6.ENDOREZ** proporciona uma vedação completa e tem a mesma radiopacidade que a guta percha. É retrátil quando combinado com guta percha. **7.METASEAL SE** possui excelentes caraterísticas como usabilidade e selabilidade. Quando o retratamento é indicado, a remoção do selante é possível.
SELANTES DE IONÓMERO DE VIDRO	**8.KETAC ENDO** proporciona uma ligação molecular à dentina, fortalece as raízes em risco de fratura, reforça o dente e reduz o risco de microinfiltração. Também proporciona um tempo de trabalho adequado para procedimentos de canal radicular e tem caraterísticas de fluxo óptimas que permitem uma colocação fácil do canal radicular.
VEDANTES DE SILICONE	**1. o ROEKOSEAL** é extremamente biocompatível e adere à parede do canal devido à expansão. **2.GUTTAFLOW** tem um excelente fluxo e expansão. Adere facilmente à guta-percha e à dentina. Tem baixa citotoxicidade.
SELANTES DE SILICATO DE CÁLCIO	**1.MTA FILLAPEX** proporciona uma elevada taxa de fluxo e uma baixa espessura de película para uma fácil penetração nos canais laterais e acessórios. Possui excelentes propriedades antimicrobianas e de biocompatibilidade. **2.IROOT SP** não requer mistura, poupa tempo e fornece um produto consistente e homogéneo para cada aplicação. **3.ENDOSEQUENCE BC** é anti-bacteriano durante o endurecimento devido ao seu pH altamente alcalino e, ao contrário dos vedantes tradicionais, apresenta uma retração absolutamente nula. **4.BIOROOT RCS** tem uma excelente adesão à dentina e às pontas de guta-percha. Continua o processo de selagem na presença de humidade. Não mancha a estrutura dentária e tem óptimas caraterísticas de fluidez. **5.PROROOT ENDO SEALER** proporciona uma selagem natural, selando biologicamente o canal radicular. Apoia a regeneração dos tecidos e é biocompatível com os problemas perirradiculares. Previne a reabsorção radicular. **6.ENDO SEAL MTA** tem uma fluidez e uma manobrabilidade excepcionais, o que permite preencher completamente o sistema de canais radiculares, incluindo os canais acessórios e laterais. É isento de eugenol e não impede a adesão no interior do canal radicular.

Os cimentos de óxido de zinco e eugenol são utilizados por rotina no tratamento endodôntico. No entanto, as suas propriedades biológicas não são satisfatórias, uma vez que induzem a presença de um infiltrado inflamatório periapical crónico que pode persistir durante muito tempo. Assim, os selantes ZOE foram completamente substituídos por selantes à base de resina epóxi.

Os cimentos à base de resina epóxida tornaram-se os cimentos endodônticos padrão de ouro. Este facto deve-se à sua estabilidade dimensional a longo prazo, solubilidade reduzida, selabilidade apical, extensão mínima à dentina do canal radicular e baixa toxicidade. Oliveira et al, relatou que o AH plus apresenta maior resistência de união em comparação com os cimentos de silicato de cálcio como o MTA Fillapex, iRoot SP. A excelente adesão do AH plus deve-se à sua capacidade de formar uma ligação covalente de anéis epóxidos abertos a alguns grupos amino expostos presentes na rede de colagénio da dentina. Para além disso, o AH Plus destaca-se pela sua excelente resposta biológica. Leonardo et al avaliaram histologicamente a resposta dos tecidos apicais e periapicais de dentes de cães após pulpectomia e conseguiram demonstrar a formação de tecido duro na região periapical quando o AH plus foi utilizado. Um cimento à base de resina epoxídica apresenta o melhor resultado em comparação com outros cimentos endodônticos. Esses cimentos são usados rotineiramente no tratamento endodôntico.

Os cimentos endodônticos com atividade antimicrobiana podem ajudar a eliminar os microrganismos residuais que resistem ao tratamento endodôntico. Rezende et al relataram que o Sealapex apresentou a maior atividade antimicrobiana que ajuda a eliminar os microrganismos residuais. O Sealapex apresentou uma atividade antimicrobiana significativa em comparação com os cimentos à base de resina epóxida, como o Acroseal. Os selantes de hidróxido de cálcio também podem ser utilizados em caso de procedimentos de retratamento. O Sealapex também demonstrou uma melhor reparação apical e periapical de dentes com periodontite perirradicular crónica.

Os selantes de silicato de cálcio devem ser utilizados em casos de perfuração, reabsorção e dentes imaturos. A hidratação do silicato tricálcico provoca um aumento precoce da absorção do pH. Este facto pode desempenhar um papel especial na prevenção da recontaminação de um canal radicular obturado. Estes cimentos têm uma boa capacidade de selagem, promovem a reparação biológica e não são sensíveis à humidade. Candeiro et al referiram que os cimentos biocerâmicos apresentavam menor citotoxicidade, genotoxicidade e efeitos antibacterianos semelhantes contra E.Faecalis quando comparados com o AH Plus. O Totalfill BC apresentou uma maior citocompatibilidade do que o AH Plus e o MTA Fillapex.

Os selantes à base de compostos de cálcio, como o Apatite Root Sealer, o MTA Fillapex e o iRoot SP, induzem uma menor expressão de mediadores inflamatórios e aumentam a diferenciação osteoblástica das células PDL em comparação com o Sealapex. O BioRoot RCS tem o potencial de induzir a angiogénese e a osteogénese. Ambas as propriedades são pré-requisitos para a regeneração do tecido periapical.

De Long et al. referiram que os cimentos à base de silicato de cálcio, como o Endosequence BC e o cimento MTA Plus, apresentaram uma resistência de união favorável quando utilizados na técnica de cone único, em vez da técnica de onda contínua, que diminuiu a resistência de união. Os cimentos à base de MTA reflectem a necessidade atual de dispor de materiais para terapia endodôntica que sejam capazes de estimular o processo de cicatrização dos tecidos periapicais. O MTA Fillapex apresenta uma bioatividade adequada para estimular a nucleação de cristais de hidroxiapatite.

As técnicas de obturação do canal radicular afectam a força de ligação do cimento à dentina do canal radicular. Os selantes à base de resina epóxida com técnica de compactação lateral estão associados a uma elevada resistência de união.

SELECÇÃO DO VEDANTE DE ACORDO COM O ESTADO

CONDIÇÃO	TIPO DE VEDANTE
Anatomia de canais complexos	Bioceramic-iRoot SP Bioceramic-iRoot SP
Ápice imaturo-Apexificação	Hidróxido de cálcio-Sealapex, Apexit Biocerâmica
Perfuração, reabsorção	Resina-AH Plus Hidróxido de cálcio-CRCS, Selante 26 Biocerâmica
Casos de retratamento	Biocerâmica-Endosequência BC Resina-AH Plus
Periodontite apical crónica	Sealapex, MTA Fillapex, resina epoxídica
Técnica de obturação	Cone simples-Biocerâmica LC-Gutta Flow2,Meta SEAL,AH Plus
FRC Casos de lançamento	AH Plus

CONSISTÊNCIA DO SELANTE

• O selante de canal radicular deve ser misturado de acordo com as instruções do fabricante.

• A mistura completa pode ser testada quanto à sua consistência correta, levantando a lâmina plana da espátula da massa misturada. O cimento deve *"estender-se"* durante pelo menos 10 cm antes de se partir.

• Outro teste de consistência é que a mistura suspensa deve agarrar-se à lâmina da espátula invertida durante 10-15 segundos antes de cair da espátula. O cimento é agora revestido no canal radicular seco.

• Uma vez que a humidade acelera a presa de muitos selantes, a câmara pulpar e os canais devem ser completamente secos antes de inserir o cimento. Uma pequena quantidade de cimento é levada para dentro do canal utilizando uma espiral Lentulo ou o cone mestre. Este procedimento evita que as bolhas de ar fiquem presas no cimento. Revestir as paredes do canal com uma camada fina de cimento através de um movimento lateral ou rotativo. Evitar forçar a penetração do cimento nos tecidos perirradiculares.

TÉCNICAS DE COLOCAÇÃO DO SELANTE

Um componente crítico do procedimento de obturação é a **colocação do cimento**. A colocação inadequada do cimento pode resultar em espaços vazios na obturação do canal radicular e permitir a microinfiltração bacteriana do canal para os tecidos periapicais. O excesso de cimento no espaço do canal pode resultar na sua extrusão para além do forame periapical, resultando numa reação de corpo estranho no tecido periapical que pode impedir ou atrasar a cicatrização. A colocação do selante é influenciada pela abertura de acesso, pela configuração do canal e pelo tamanho do instrumento utilizado no canal.

Técnicas de colocação do selante

O selante pode ser colocado no canal radicular através de várias técnicas

1. Ficheiro

2. Escareador

3. Ponta de papel absorvente

4. Cone principal

5. Lentulospiral

6. Uma lima ultra-sónica

7. Seringa de injeção de pressão

8. Espiral bidirecional

Método de colocação

- **Utilizar uma brocha, uma ponta absorvente ou um escareador**

Após a mistura do cimento, este é transportado para o interior do canal com uma broca lisa e romba esterilizada, uma ponta absorvente ou um alargador rodado em sentido inverso. Primeiro, as paredes do canal são revestidas com um movimento lateral rotativo, levando o material lentamente em direção ao ápice. Em seguida, com um movimento lento de bombagem, é feito um esforço para encher completamente a extremidade apical e, ao mesmo tempo, expulsar o ar que possa estar preso no cimento.

- **Utilizar o plugger lentulo**

O selante também pode ser transportado para dentro do canal através de um obturador de lentulo que roda lentamente. O obturador é introduzido com uma pequena quantidade de cimento no canal radicular sem pôr o motor a funcionar no início, depois o motor é posto a funcionar para revestir a parede do canal. Quando o obturador está a ser retirado do canal, é ligeiramente pressionado contra a parede do canal.

Indicações

O obturador de lentulo só deve ser utilizado em canais razoavelmente largos.

Desvantagens

A sua utilização num canal estreito pode provocar a sua quebra. Além disso, existe o risco adicional de transportar uma quantidade considerável do selante através do forame apical por este meio, uma vez que o selante é impulsionado para a frente pelo obturador lentulo.

- **Utilização de uma seringa de injeção de pressão**

Foi desenvolvido por Greenberg e popularizado por Krakow e Berk. A seringa de pressão proporciona um método eficaz de introduzir o selante no canal. O canal pode ser totalmente preenchido com selante sem um núcleo sólido de guta-percha ou cone de prata.

Método de colocação

O selante é misturado, carregado na seringa de pressão e introduzido com uma agulha fina a cerca de 2 mm do forame apical. O selante é extrudido dando um quarto de volta à pega da seringa. O selante adicional é extrudido da seringa para o canal em fases até o canal estar completamente preenchido com selante.

Indicações

É particularmente útil para a obturação de canais finos e tortuosos que não podem ser tratados com instrumentos e para a obturação de alguns canais de grandes dimensões.

Desvantagens

Pode ocorrer uma extrusão excessiva do selante para o espaço periapical, causando alterações inflamatórias no tecido periapical e desconforto para o doente.

- **Utilização de espirais bidireccionais**

Desenvolvido por Barry Musikant(1998)

As espirais na extremidade coronal do instrumento rodam o material para baixo do eixo em direção ao ápice, enquanto as espirais na extremidade apical rodam o material para cima em direção à extremidade coronal

Wu MK et al (2006) referiram que o cimento extrudiu apicalmente em 88% das raízes quando se utilizou um cone de guta-percha para introduzir o cimento e em 28% das raízes quando se utilizou uma espiral bidirecional, tendo os canais sido obturados com uma técnica de cone único utilizando RoekoSeal RSA como cimento.

Dominar a técnica de revestimento de guta-percha

A técnica de revestimento com guta-percha mestre é o método mais simples dos três métodos testados e não requer instrumentos e procedimentos adicionais.

Isto também reduzirá o risco de possíveis infecções cruzadas.

Produz os valores mais baixos de microinfiltração; sugere-se a sua utilização para obter melhores resultados.

COLOCAÇÃO DO VEDANTE

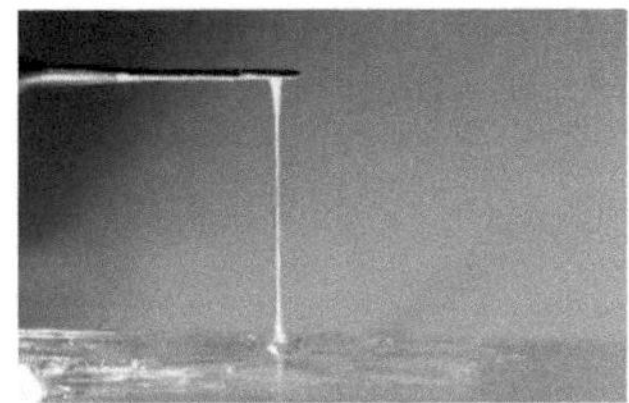

O vedante corretamente preparado não deve "pingar", mas sim formar pelo menos um "cordão" de 8-10 cm.

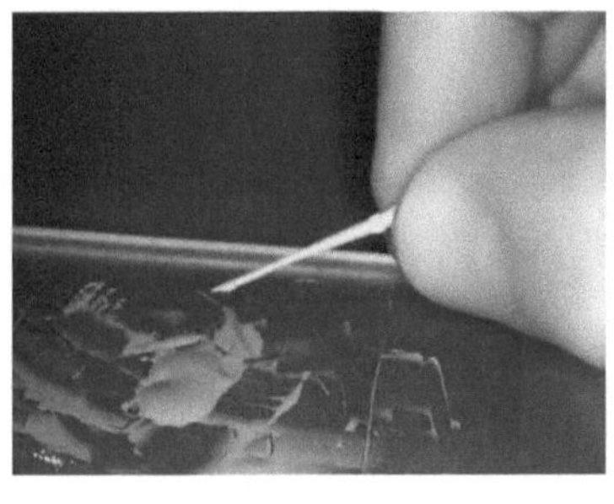

Cone mestre

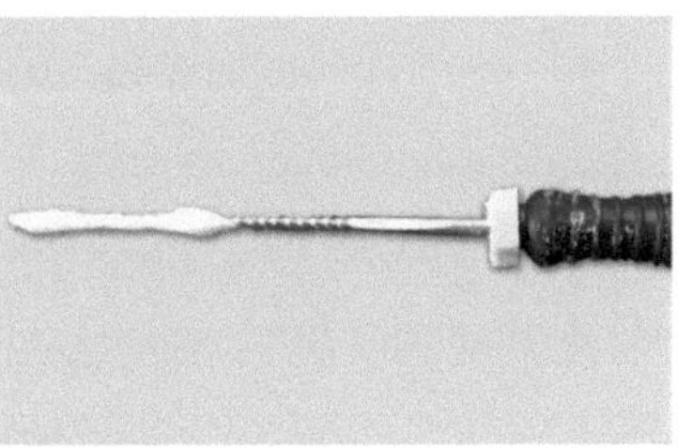

Lima apical principal

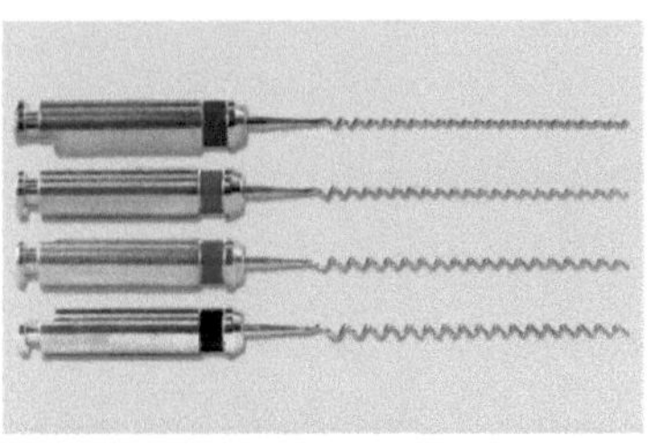

Lentulospirais

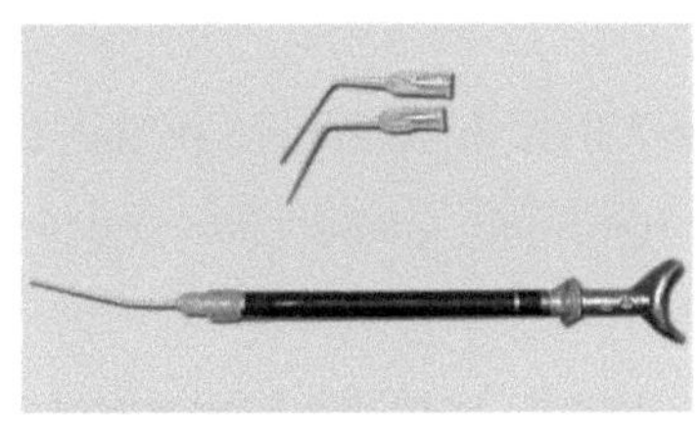

Seringas injectáveis

EXTRUSÃO APICAL DE SELANTES

A taxa de sucesso mais elevada da endodontia é observada em dentes com obturações de canais radiculares que terminam a 0-2 mm do ápice radiográfico. Em algumas circunstâncias, não é possível controlar a aplicação do material e ocorre alguma extrusão apical. Em caso de extrusão, o destino do material de obturação dependerá da sua solubilidade nos fluidos tecidulares e da suscetibilidade aos fagócitos. O seu efeito no resultado do tratamento depende da biocompatibilidade do material. Siquiera et al. relataram que, quando o selante extrude através do forame apical, os selantes podem ser solubilizados nos fluidos dos tecidos perirradiculares, fagocitados ou encapsulados pelo tecido conjuntivo fibroso.

O destino do material dependerá das suas propriedades físico-químicas, especialmente da solubilidade na água. Faira-Junior et al referiu que o AH Plus tem baixa solubilidade. Esta propriedade é necessária no que respeita à estabilidade do material nos espaços inter-radiculares. Em contrapartida, esta pode não ser a melhor propriedade quando o material é extrudido para os tecidos perirradiculares. Schafer et al referiu que o AH Plus tem baixa solubilidade em comparação com o hidróxido de cálcio (Sealapex), o óxido de zinco eugenol, o vidro

Selantes à base de ionómero (Ketac Endo) e de policetona (Diaket). Ricucci et al. referiram que, quando lhes é dado tempo suficiente, os selantes à base de ZOE são removidos, mas apenas 15% dos casos de AH Plus e 1/3 dos casos de Apexit devem completar a remoção do material extrudido em períodos superiores a 4 anos. Na maioria dos casos em que estes selantes não são removidos, permanecem aparentemente inalterados em termos de radiopacidade, mesmo após longos períodos de 10-16 anos. Apesar das diferenças observadas na remoção dos diferentes selantes, nenhum deles influenciou o resultado do tratamento. A maioria dos selantes apresenta citotoxicidade significativa apenas antes da presa.

A longo prazo, na ausência de infeção concomitante, pode observar-se uma proliferação de tecido conjuntivo infiltrado por algumas células inflamatórias crónicas dispersas e células multinucleadas de corpos estranhos à volta do vedante extrudido.

Ricucci et al avaliaram o destino e a influência do selante extrudido apicalmente no resultado do tratamento. Relatou que nem todos os selantes extrudidos foram removidos de forma previsível do tecido perirradicular. O resultado do tratamento não foi afetado pelo tipo de selante extrudido.

UM NOVO SELANTE DE CANAIS RADICULARES À BASE DE VIDRO BIOACTIVO EM ENDODONTIA

O vidro bioativo (BG), um tipo de biocerâmica, apresenta caraterísticas semelhantes ou melhores do que o silicato de cálcio, que tem sido considerado um material de obturação radicular promissor em endodontia. Recentemente, foi desenvolvido um vidro bioativo de fosfosilicato de cálcio derivado do ácido fítico, denominado PSC, com a composição nominal baseada na relação de alimentação de 10,8% P2O5, 54,2% SiO2 e 35% CaO (mol.%). Quando o PSC foi imerso em fluido corporal simulado (SBF), o pH local aumentou ligeiramente, proporcionando um microambiente com um pH neutro estável para a sobrevivência das células.

A BG é um tipo de material com boa bioatividade. Quando imerso em fluido corporal ou SBF, o cálcio no BG foi trocado com o ph na solução e, em seguida, as ligações Si-O-Si foram quebradas, o que promoveu a formação de uma camada rica em SiO2 na interface vidro-solução. Depois disso, o cálcio e o fosfato nas soluções migraram para a superfície e formou-se a hidroxiapatite.

Os selantes de canais radiculares à base de BG foram preparados através da mistura de pó e líquido. Dois tipos de pó para a preparação de selantes de canais radiculares foram o PSC, que foi moído através de um peneiro de 400 malhas (tamanho de poro, 38,5 mm), e o óxido de zircónio (ZrO2) com tamanho de partícula de 10 nm. A solução de fosfato (PS) e o alginato de sódio foram utilizados para preparar o líquido. A PS (4 mol/L) foi preparada dissolvendo hidrogenofosfato de dipotássio tri-hidratado e di-hidrogenofosfato de sódio di-hidratado em água desionizada, com um intervalo de pH de 7,2e7,4. Em seguida, dissolveu-se SA com 1% de fração volumétrica em massa em PS para obter PS-SA.

PROPRIEDADES FÍSICAS

vedantes	Caudal (mm)	Espessura da película	Tempo de regulação (min)	Solubilidade (%)	Radiopacidade (mm Al)
BGS	18.58	45.3	68.0	26.43	1.11
BGS - SA	17.58	47.7	46.8	22.79	1.08
BGS - SA-Zr	18.25	45.3	53.7	21.46	3.23

SELO INTELIGENTE

O Smartseal é um sistema de duas partes que inclui: (a) Propoint e Smartpaste / Smartpaste Bio. Propoint, mais conhecido como os "pontos C", estes pontos de obturação são fabricados em duas partes: Núcleo central e camada exterior. O núcleo central é composto por uma mistura de dois polímeros de nylon de marca, Trogamid T e Trogamid CX.

A camada exterior de polímero: é constituída por um copolímero reticulado de acrilonitrilo e pirrolidona de vinilo que foi reticulado com alilmetacrilato e um iniciador térmico.

Esta camada é hidrofílica, com um revestimento de hidrogel, que permite a dilatação dos pontos para aclimatar os corolários do sistema de canais radiculares. Esta cobertura está planeada para inchar lateralmente, auto-selando assim o canal radicular. Como não há dilatação axial, não há alteração do comprimento e a dilatação radiada pára assim que se forma um selo

Uma propoint protege todos os tamanhos de pontas e pode ser obtida nos seguintes tamanhos

Cone de 6% - tamanhos de ponta ISO 25 a 45

4% de conicidade - tamanhos de ponta ISO 25 a 45

ProTaper™ - F1, F2, F3, F4 e F5

Sendoline™ S5 - S2, S3, S4.

O Smartpaste

O Smartpaste é um selante à base de resina composto por um polímero ativo que incha para preencher quaisquer espaços ou aberturas no sistema radicular. A quantidade de polímero ativo utilizado determina bem o grau de pomposidade. O polímero pode inchar numa data futura para preencher quaisquer cavidades que possam progredir.

Biografia da Smartpaste

É um selante à base de resina que se destina a inchar, através da adição de polímero moído. Tem um tempo de presa retardado (4 a 10 horas) e é de natureza hidrofílica, permitindo que a ponta se hidrate e preencha bem quaisquer espaços vazios. O selante é fornecido numa seringa pré-misturada e não necessita de ser misturado, uma vez que pode ser aplicado diretamente no canal utilizando uma ponta intra-canal, minimizando o desperdício de material.

Acessórios

Corte inteligente

Inclui um kit composto por 2 brocas de ouro de chama longa e 2 brocas de diamante de pera, para aparar a quantidade supérflua de propoints.

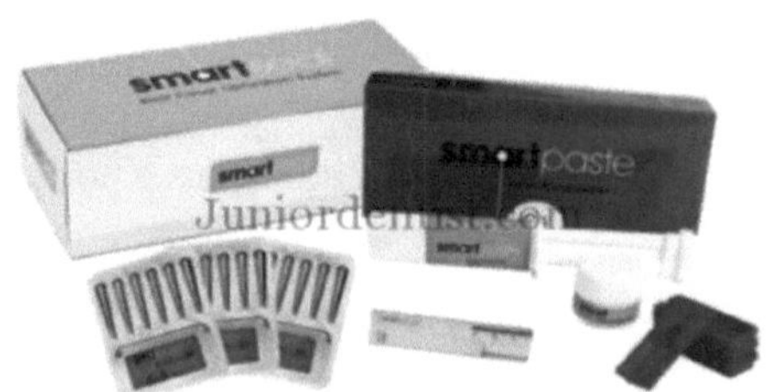

CONCLUSÃO

Os selantes dos canais radiculares, juntamente com o núcleo sólido, desempenham um papel importante na obtenção da "vedação hermética", preenchendo os canais acessórios, vazios, espaços e irregularidades. Foram efectuados muitos estudos que concluíram que o selante era essencial para uma obturação eficaz. Yoynes e Hembree demonstraram que um canal preenchido com uma combinação de guta-percha e cimento obtinha uma obturação mais bem sucedida do que a guta-percha ou o cimento isoladamente. Cada um dos selantes tem os seus próprios méritos e deméritos.

O óxido de zinco eugenol é o selante mais utilizado, tendo sido o selante padrão em muitos estudos para comparação com outros selantes. Muitos dos outros selantes, como o ionómero de vidro, AH-26, life, diaket, hydron, etc., foram testados quanto à sua eficácia de selagem, mas nenhum deles apresentou resultados de cem por cento.

No entanto, até à data, nenhum selante demonstrou ser totalmente satisfatório para utilização clínica. Todos os materiais recomendados para a obturação dos canais radiculares têm vantagens e desvantagens e não existe, até à data, um único material ou técnica estereotipada que satisfaça todos os requisitos possíveis. A escolha do cimento dependerá do material do núcleo e da técnica de obturação que, por sua vez, dependerá da anatomia do canal radicular. A escolha do cimento também pode ser influenciada pelas condições periapicais pré-existentes para obter um resultado de cicatrização prognóstico.

A investigação atual sobre agentes inorgânicos, que têm a compatibilidade com o tecido biológico, as biocerâmicas, ou seja, os selantes de hidroxiapatite, tem tido resultados encorajadores e, por isso, requer mais investigação.

BIBLIOGRAFIA

1.   Branstetter J, von Fraunhofer JA. As propriedades físicas e a ação seladora dos cimentos obturadores endodônticos: uma revisão da literatura. J Endod 1982;8:312-6.

2.   Ørstavik D, Kerekes K, Erkisen H. Desempenho clínico de três selantes endodônticos. Endod Dent Traumatol 1987;3:178-86.

3.   Walton RE, Torabinejad M. Principles and Practice of Endodontics, 3rd ed.Philadelphia:Saunders; 2002

4.   Grossman LI. Endodontic Practice, 10ª ed.. Philadelphia: Henry Kimpton
    Publishers; 1981:297.

5.   Tay FR, Pashley DH. Monoblocos em canais radiculares: um objetivo hipotético ou tangível. J Endod 2007;33:391-8.

6.   Torabinejad M, Parirokh M. Mineral trioxide aggregate: a comprehensive
revisão da literatura - parte II: investigações sobre fugas e biocompatibilidade. J Endod 2010;36:190-202.

7.   Candeiro GT, Correia FC, Duarte MA, et al. Avaliação da radiopacidade, pH, libertação de iões de cálcio e fluxo de um cimento endodôntico biocerâmico. J Endod 2012;38:842-5.

8.   Loushine BA, Bryan TE, Looney SW, et al. Propriedades de fixação e
avaliação da citotoxicidade de um cimento endodôntico biocerâmico pré-misturado. J Endod 2011;37:673-7.

9.   Ørstavik D. Materiais utilizados para a obturação de canais radiculares: técnica, biológica
e testes clínicos. Endod Topics 2005;12:25-38.

10.   Ørstavik D, Kerekes K, Eriksen HM. Desempenho clínico de três selantes endodônticos. Endod Dent Traumatol 1987;3:178-86.

11.   De Deus GA,Gi=urgel-FilhoEd,Maniglia-Ferreria C. A influência do
técnicas de obturação na profundidade de penetração dos túbulos pelo cimento endodôntico: um estudo utilizando microscopia ótica e processamento de imagens digitais. Aus Endodont J 2010;30:23-8.

12.   Camilleri J. Sealers e técnicas de obturação com guta-percha quente. J Endod
2015;41:72-8.

13.   Gomes BP, Pedroso JA, Jacinto RC, et al. Avaliação in vitro do
atividade antimicrobiana de cinco cimentos endodônticos. Braz Dent J 2004;15:30-5.

14.   Ørstavik D. Propriedades antibacterianas dos materiais endodônticos. Int Endod J

1988;21:161-9.

15.   Silveira CM, Pinto SC, Zedebski Rde A, Santos FA, Pilatti GL.
Biocompatibilidade de quatro cimentos endodônticos: avaliação
histopatológica em tecido conjuntivo subcutâneo de ratos.   Braz Dent J
2011;22:21-7.

16.   Suzuki P, Souza Vd, Holland R, Gomes-Filho JE, Murata SS,
Dezan Junior E, e Passos TR. Reação tecidual ao cimento Endométhasone
em obturações de canais radiculares aquém ou além do forame apical. J
Appl Oral Sci. 2011;19: 511-6.

17.   Ruparel NB, Ruparel SB, Chen PB, Ishikawa B, Diogenes A. Efeito
direto
 dos cimentos endodônticos na atividade neuronal do trigémeo. J Endod
2014;40:683-7.

18.   Nikhil V, Bansal P, Sawani S; Efeito da técnica de agitação do
selante sobre
percentagem e profundidade de penetração do selante MTA Fillapex: Um
estudo comparativo in-vitro; J Conserv Dent 2015;18:119-23.

19.   Moon YM, Kim HC, Bae KS, et al. Efeito da irrigação activada por
laser de
1320-nanómetro Nd:YAG laser na penetração do cimento em canais
radiculares curvos. J Endod 2012;38: 531-5.

20.   Callahan JR. Solução de colofónia para o selamento dos túbulos
dentários e como
   adjuvante na obturação dos canais radiculares. Allied Dent J.
1914;9:110.

21.   Marín-Bauza GA, Silva-Sousa YT, da Cunha SA, Rached-Junior
FJ,
   Bonetti-Filho I, Sousa-Neto MD, Miranda CE. Propriedadesfísico-
químicas
   de cimentos endodônticos de diferentes bases. J Appl Oral Sci 2012;20:
455-461.

22.   D'souza L, Sharma N, Chander S. Endodontic sealers & its Role in
Endodontia bem-sucedida: uma revisão. Anais de Pesquisa Odontológica
2012;2: 68-78.

23. Grossman L: Um cimento de canal radicular melhorado. J Dent Assoc
56:381,1958.

24. Kim YK, Grandini S, Ames JM, et al: Revisão crítica do metacrilato
   selantes endodônticos à base de resina. J Endod 2010;36:383.

25. Tyagi S, Mishra P, Tyagi P. Evolution of endodontic sealers: Uma
visão
   story. 2013;2:199-218.

26. Ray H, Seltzer S.; A new glass Ionomer endodontic sealer. J Endod
1991;
   17:598.

27. Shahi S, Rahimi S, Yavari HR, Mokhtari H, Roshangar L, Abasi MM,

Sattari S, Abdolrahimi M. Efeito do MTA e dos cimentos Portland em
J Endod 2010;36:899-903.
28. Zielinski TM, Baumgartner JC, Marshall JG. Uma avaliação do GuttaFlow
e Gutta-percha no preenchimento de sulcos e depressões laterais. J Endod
2008;34:295-8.
29. William Johnson, James C. Kulild, Franklin Tay; Obturação do
Sistema de canais radiculares limpo e modelado; vias da polpa de Cohen
11ª edição.
30. Torabinejad M, Kettering JD, Bakland LK. Avaliação do tratamento sistémico
reacções imunológicas ao cimento endodôntico AH-26. J Endod
1979;5:196 - 200.

31. Lewis BB, Chestner SB. Formaldeído em medicina dentária: uma revisão da
potencial mutagénico e carcinogénico. J Dent Assoc 1981;103:429-34.
32. Tagger M, Tagger E, Tjan AH, Bakland LK. Medição da adesão de
selantes endodônticos à dentina. J Endod 2002;28:351-4.
33. Upadhyay V, Upadhyay M, Panday RK, Chturvedi TP, Bajpai U. A SEM
avaliação da adaptação dentinária da obturação do canal radicular com GuttaFlow
e material obturador convencional; Indian J Dent Res. 2011;22:88.
34. Rosales-Leal JI, Olmedo-Gaya V, Vallecillo-Capilla M, Luna-del Castillo
JD; Influência da técnica de preparação da cavidade (rotativa vs. ultra-sónica) na
microinfiltração e adaptação marginal de seis materiais de obturação radicular; Med Oral
Patol Oral Cir Bucal. 2011;16:185-9.
35. Al-Haddad A, Che Ab Aziz ZA. Bioceramic-Based Endodontic sealers: A
Revisão. Int J Biomate 2016:9753210.
36. Bodanezi A, Munhoz, Capelozza AL; Influência do cimento endodôntico na
o aspeto radiográfico dos vazios de obturação em dentes unitários maxilares
dentes; J Appl Oral Sci. 2012;20:4049
37. Savadkouhi S, Fazlyab M. Discoloration Potential of Endodontic Sealers (Potencial de descoloração dos selantes endodônticos):
Uma breve revisão. Iran Endod J 2016;11:250-4.
38. Morgental RD, Vier-Pelisser FV, Oliveira SD, Antunes FC, Cogo

DM,Kopper PM;Atividade antibacteriana de dois materiais endodônticos à base de MTA
selantes. Int Endod J 2011;44:28-33.
39. AlShwaimi E, Bogari D, Ajaj R et al. Eficácia antimicrobiana in vitro de selantes endodônticos contra Enterococcus faecalis: Um estudo sistemático
Revisão. J Endod 2016; 42:1588-97.
40. Seelan G, Kumar A, R. Jonathan Emil Sam, Maheswari SM. Eficácia antimicrobiana de diferentes cimentos endodônticos através da utilização de um sistema de controlo em tempo real
reação em cadeia da polimerase: Um estudo ex vivo. J Conserv Dent 2015;18:474 - 8.
41. Siqueira JF Jr , Favieri A, Gahyva SM , Moraes SR, Lima KC, Lopes HP;
Atividade antimicrobiana e caudal de produtos mais recentes e estabelecidos
Selantes endodônticos. J Endod 2000;26:274-7.
42. Nawal RR, Parande M, Sehgal R, Naik A, Rao NR. A comparative avaliação da eficácia antimicrobiana e das propriedades de fluxo do Epiphany,
Guttaflow e AH-Plus sealer. Int Endod J 2011;44:307-13.
43. Faria-Júnior NB, Tanomaru-Filho M, Berbert FL, Guerreiro-Tanomaru JM. Atividade antibiofilme, pH e solubilidade de cimentos endodônticos. Int
Endod J 2013;46:755-62.
44. Saad A; Physical Properties of Root Canal Filling Materials (Propriedades físicas dos materiais de obturação dos canais radiculares). Saudi Dent J
1989;1:27-9.
45. Marin-Bauza GA, Silva-Sousa YT, da Cunha SA et al. Físico-química propriedades de cimentos endodônticos de diferentes bases; J Appl Oral Sci.
2012;20:455-61.
46. Camargo CH, Oliveira TR, Silva GO, Rabelo SB, Valera MC, Cavalcanti
BN. O tempo de presa afecta as propriedades biológicas in vitro de selantes. J Endod 2014 ;40:530-3.
47. Poggio C, Arciola CR, Dagna A; Solubilidade de selantes endodônticos: A
estudo comparativo; Int J Artif Organs 2010;33:676-81
48. Vitti RP, Prati C, Silva EJ et al. Propriedades físicas do MTA Fillapex selante. J Endod 2013;39:915-8.
49. Oliveira AC, Tanomaru JM, Faria-Junior N, Tanomaru-Filho M Bactérias

em canais radiculares obturados com selantes convencionais e à base de MTA. Int
Endod J 2011;44:370-5.

50. Carvalho-Junior JR, Correr-Sobrinho L, Correr AB, Sinhoreti MA, Consani S, Sousa- Neto MD. Solubilidade e alteração dimensional após fixação de cimentos endodônticos: uma proposta para dimensões de ensaio mais pequenas
amostras. J Endod 2007;33:1110-6.

51. John Ide Ingle, Leif K. Bakland, J. Craig Baumgartner. Obturação de Espaço Radicular. Endontia de Ingle 6.

52. Alzraikat H, Hassouneh L. Dissolução de um agregado de trióxido mineral
cimento em solventes endodônticos em comparação com cimentos convencionais; Braz Oral
Res. 2016;30:806-832.

53. Zhou HM, Shen Y, Zheng W, Li L, Zheng YF, Haapasalo M. Physical propriedades dos cimentos endodônticos. J Endod. 2013;39:1281-6.

54. Song YS, Choi Y, Lim MJ, Yu MK, Hong CU, Lee KW, Min KS. In vitro
avaliação de um novo cimento endodôntico à base de resina. Restauração Dentária
Endod 2016;41:189-95.

55. Hosoya N, Kurayama H, Iino F, Arai T. Effects of calcium hydroxide on
propriedades físicas e seladoras dos selantes de canal. Int Endod J 2004;37:178-84.

56. Agarwal R, Nikhil V. A comparação das propriedades físico-químicas de
selantes endodônticos novos e estabelecidos. Endodontologia 2016;28:97-101.

57. Kim YK, Grandini S, Ames JM, Gu LS et al. Critical Review on Selantes endodônticos à base de resina de metacrilato. J Endod 2010;36:383-99.

58. Gandolfi MG, Siboni F, Primus CM, Prati C. Libertação de iões, porosidade,
solubilidade e bioatividade do silicato tricálcico MTA Plus. J Endod 2014;40:1632-7.

59. Khalil I, Naaman A, Camilleri J. Properties of Tricalcium Silicate Sealers (Propriedades dos Selantes de Silicato Tricálcico).
J Endod 2016;42:1529-35.

60. Salles LP, Gomes-Cornélio AL, Guimarães FC et al. Trióxido mineral o cimento endodôntico à base de agregados estimula a nucleação de hidroxiapatite em
cultura de células semelhantes a osteoblastos humanos. J Endod 2012;38:971-6.

61. Ricucci D, Rôças IN, Alves FR, Loghin S. Selantes extruídos apicalmente: Destino
e influência no resultado do tratamento. J Endod 2016;42:243-9.
62. Rathi CH, Chandak M, Nikhade P, et al. Funções dos selantes de canais radiculares - uma
revisão. J. Evolution Med Dent. Sci. 2020;9:1454-8.
63. Mishra P, Gupta S, Nikhil V, Jaiswal S, Raj S. Root canal sealers: A
revisão. IP Indian J Conserv Endod 2018;3:69-74.
64. De Bruyne MA, De Moor RJ. A utilização de cimentos de ionómero de vidro em ambos os
endodontia convencional e cirúrgica. Int Endod J. 2004;37:91-104.
65. Norberto BFJSM, Hugo RC, José CRG, Fábio RD, Luis GV. Comparativo
avaliação da vazão de cimentos endodônticos. Rev. odonto ciênc.
2010;25:170-3.
66. Camilleri J, Pitt Ford TR. Agregado de trióxido mineral: uma revisão do
constituintes e propriedades biológicas do material. Int Endod J.
2006;39:747-54.
67. Chang SW, Lee SY, Kang SK, Kum KY, Kim EC. Biocompatibilidade in vitro, resposta inflamatória e potencial osteogénico de 4 selantes de canais radiculares: Sealapex, Sankin apatite root sealer, MTA Fillapex, e iRoot SP root canal sealer. J Endod 2014;40:1642-8.

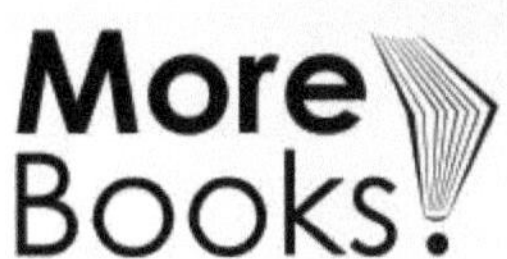

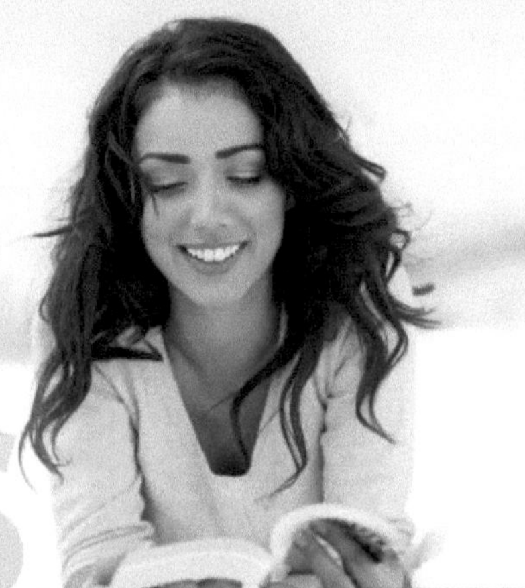

yes
I want morebooks!

Buy your books fast and straightforward online - at one of world's fastest growing online book stores! Environmentally sound due to Print-on-Demand technologies.

Buy your books online at
www.morebooks.shop

Compre os seus livros mais rápido e diretamente na internet, em uma das livrarias on-line com o maior crescimento no mundo! Produção que protege o meio ambiente através das tecnologias de impressão sob demanda.

Compre os seus livros on-line em
www.morebooks.shop

info@omniscriptum.com
www.omniscriptum.com

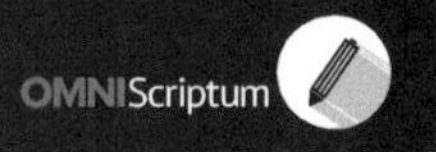

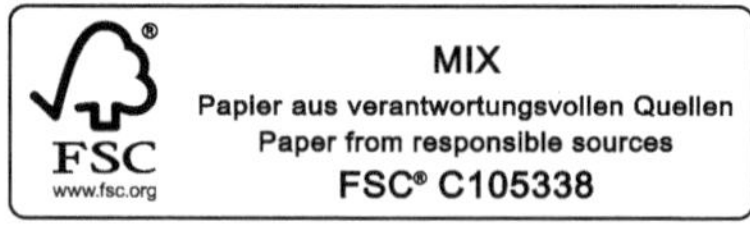

MIX
Papier aus verantwortungsvollen Quellen
Paper from responsible sources
FSC® C105338
FSC
www.fsc.org